救う
オンライン診療

鈴木幹啓
SUZUKI MIKIHIRO

幻冬舎MC

はじめに

医療費削減の動きを受けた診療報酬のマイナス改定により、クリニックの経営環境は厳しい状況に陥っています。

診療報酬の削減は2014年から始まり、直近の2018年度、2020年度は連続してマイナス改定。クリニックの収益は右肩下がりです。

さらに新型コロナウイルス感染拡大が追い打ちをかけました。医療機関での感染を恐れた患者が受診を控えたことで、多くのクリニックで外来患者数が減少しています。

2020年6月に、医療ポータルサイト運営のエムスリーが都内開業医に実施した調査によると、約2割が外来患者が半減したと答えています。地方開業医にとってはさらに深刻な状況です。兵庫県保険医協会が2020年7月に行った県内の開業医に対するアンケートによれば、約3割が先行き不安により将来の閉院を考えているといいます。

たとえ新型コロナウイルス感染が収束したとしても、クリニックに明るい未来はありません。市販類似薬が保険対象外になったことや、高齢者の医療費の自己負担額が引き上げられたことで今後も患者の受診控えは続きます。このまま開業医が従来の外来診療だけを続けていれば、クリニックの安定経営は難しいといわざるを得ません。

そこで注目したいのが、２０１８年から開始されたオンライン診療の導入です。外来診療の隙間時間を有効活用し、診察やセカンドオピニオンによって収益を獲得するのです。

しかし実際は、ほとんどの開業医はオンライン診療を導入していません。２０２０年5月に経済財政諮問会議が実施した調査によると、オンライン診療を導入している医療機関は約1割にとどまっています。多くの開業医がオンライン診療を導入しない理由は、従来の対面診療に比べて診療報酬が低い、触診や聴診ができないため一人あたりの診察時間が長くなってしまう、対面診療なら分かる病状を見逃すリスクがあるなどです。

しかしこの問題点をクリアし、効率的に運用すればクリニックの収益を改善する切り札となります。

私は地方の小さな街で小児科クリニックを経営しています。開業以来、経営は順調で、3年目を迎えた頃には県内外から患者が集まり、1日の外来数は平均して200人に上ります。

これだけの数を一人で診ているというと、私が食事や休憩も取らず、寝る間も惜しんで働いているのかと思われるかもしれませんが、そうではありません。看護師が診察前に綿密な問診を行い、その時点で診断をほぼつけられる状態で医師にバトンタッチし、診察後の服薬指導などは看護師やスタッフに任せる完全分業制で、私の診察時間を3分以内に短縮して多くの患者を診察しているのです。

オンライン診療にこの効率的な仕組みを活用すれば、多くの患者を診察でき、診療報酬が低くても収益を獲得することができます。

さらに、コロナ禍でリモート勤務が普及、オンラインは一般化していくでしょう。そのため、オンライン診療を導入している開業医が少ない今こそ、いち早く導入すれば先行者利益を得ることもできるのです。

本書では、私がこれまで構築してきた診察の仕組みを基に、開業医がオンライン診療を活用して収益を増やす方法を解説します。クリニックの経営環境が厳しいなか、一人でも多くの方に参考にしていただけたら、これ以上の喜びはありません。

開業医を救うオンライン診療　目次

はじめに　3

［第1章］　診療報酬マイナス改定と新型コロナウイルスによる受診控え
追い詰められる開業医たち

超高齢社会の到来と医療費増大
――診療報酬マイナス改定が開業医を追い詰める　16
コロナによる「受診控え」が開業医に追い打ちをかける　19
「通院回数を減らしたい」という患者の本音　23
長期処方が当たり前になれば開業医の収入は3分の1になる　24

［第2章］　ライバル不在の今だからこそ、早期導入がカギ

オンライン診療で窮地から脱せよ

オンライン診療の基礎知識　28
なぜオンライン診療は導入されないのか　31
オンライン診療へのニーズはさらに増える　33
オンライン診療のメリット　35
オンライン診療で受診控え患者を呼び戻す　37
オンライン診療を窓口に集患する　40
オンライン診療規制緩和の動き　41
ライバル不在だからこそ早期導入がカギ　42

［第3章］　スタッフ不要、スキマ時間を有効活用、エリアを超えた集患
オンライン診療導入によるメリット
開業医を悩ませる人件費問題　48
オンライン診療は医師1人でまわして人件費削減　51
人間関係のトラブルも解消される　54
閑散時間にオンライン診療をして時間の有効活用を　56
エリアを超えた集患も実現可能に　58
代表的なオンライン診療システム　60
オンライン診療システムはシェアの大きなものを選ぼう　64
［第4章］　詳細な問診票を作成し、診断の効率を上げる
オンライン診療は〝3分〟を目指せ
診療を効率化してオンライン診療で収益を上げる　70

医師の診察時間は最大３分　72
顧客満足度を高めるため趣味や好みをメモ　76
看護師の問診方法とは　80
スタッフの「接遇力」向上にも力を入れるべし　88
問診を担当する看護師の質問スキルを磨く　91
工夫次第でオンライン問診の精度は高められる　96
カルテにシールを貼るなど、アナログな手法を使いこなす　97
シールを使った看護師・スタッフとのコミュニケーション術　100
シールを使ったコミュニケーションが職員の「手待ち時間」を減らす　105
診療内容をすべて記録に残そう　110
医師が待たずに患者を待たせる仕組みづくり　113
看護師のモチベーションを高める仕組みづくりを　114

［第5章］　ドクターブランディングで圧倒的な集患を実現――
オンライン診療で選ばれる医師となれ

経営力のない医師が淘汰される時代　118
経営力とは「トレンドを読む力」　121
ネットでの評判は集患にどの程度影響するか　123
オンライン集患とリアルな集患との違い　126
オンライン診療で「顔の見えない医師」を選ぶ患者はいない　130
SNSやユーチューブで自分のキャラクターを開示せよ　131
SNSごとに注意すべき点は異なる　135
フェイスブックグループで「濃いファン」をつくる　141
SNSで伝える際、どこに注意するか　144
自己ブランディングのためメディアでの露出を図ろう　147
番組制作会社に売り込みを行ってテレビ出演に成功　149

医療系ブランディング会社の使い方　153
メディアに投資するという発想をもとう　156

［第6章］　セカンドオピニオン、健康相談、メディアへの露出――
オンライン診療の成功は診療外収益をもたらす

診療外収入の比率を高めることが収入増のカギ　160
診療外収入3本柱のそれぞれを太くする　161
診療外収益を獲得するフローとは　166
オンラインサロンで育児相談や、医師への交渉法についてアドバイス　169
SNSでの情報発信術を身につける　172
知名度と信頼度アップでセカンドオピニオンの機会増　173
ビジネス視点をもつ「次世代型スーパードクター」を目指そう　175

おわりに　180

［第1章］

診療報酬マイナス改定と新型コロナウイルスによる受診控え追い詰められる開業医たち

超高齢社会の到来と医療費増大
――診療報酬マイナス改定が開業医を追い詰める

１９７０年、日本は高齢化社会に突入しました。一般的に高齢者とは65歳以上を指し、全人口に占める高齢者の割合が７％を超えると高齢化社会、14％以上で高齢社会、21％以上で超高齢社会と呼びます。２０２０年時点で高齢化率は29％に達していますから、現在の日本は超高齢社会といえます。

今後も高齢者の増加は止まりません。その根拠はさまざまですが、例えばこれまで死に至る病とされていた癌などの病が、医療技術の進歩によって克服されたことなどが挙げられます。実際に、１９９３～１９９６年における癌患者の5年相対生存率は53・２％でしたが、２００９～２０１１年には64・１％に改善されました（全国がん罹患モニタリング集計　２００９―２０１１年生存率報告「国立研究開発法人国立がん研究センターがん対策情報センター、２０２０」による）。さらに、ゲノム解析や再生医療といった最先端技術の研究が進めば、人々はいっそう長生きできるようになります。

高齢化率の動向

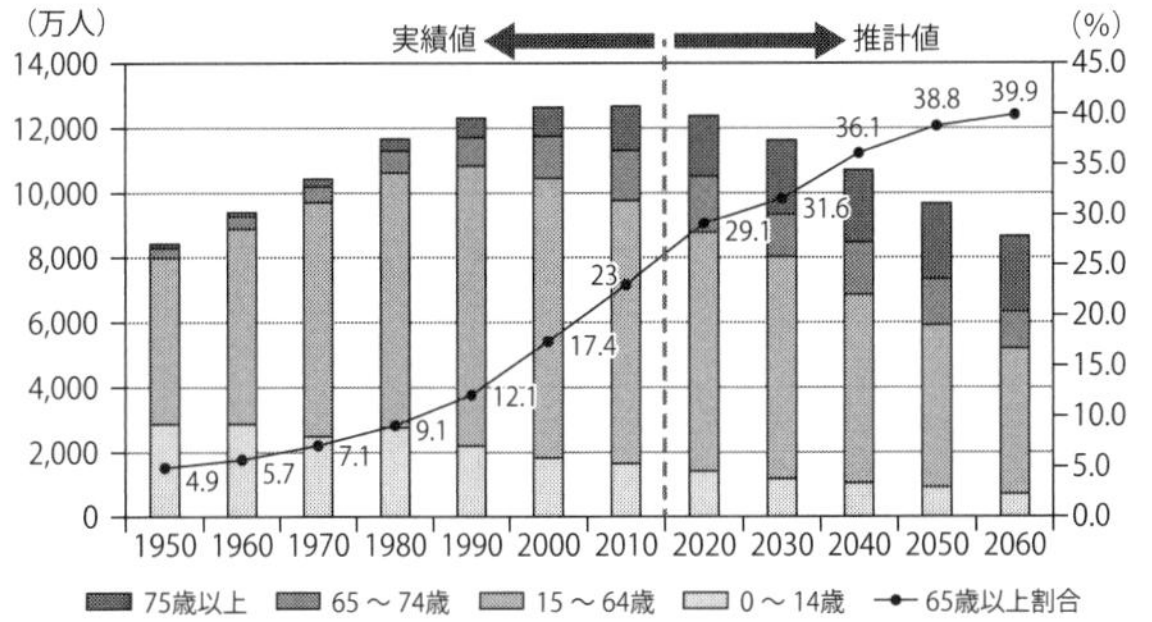

資料：2010年までは総務省「国勢調査」、2015年は総務省「人口推計（平成27年国勢調査人口速報集計による人口を基準とした平成27年10月1日現在確定値）」、2020年以降は国立社会保障・人口問題研究所「日本の将来推計人口（平成24年1月推計）」の出生中位・死亡中位仮定による推計結果
（注）1950年～2010年の総数は年齢不詳を含む。高齢化率の算出には分母から年齢不詳を除いている。

出典：公益財団法人長寿科学振興財団
健康長寿ネット「日本の超高齢社会の特徴」2016年7月25日

　このように長寿社会になったことは喜ばしいことですが、その反面、高齢者が増えることで、医療費の増大が社会問題となっています。なぜなら高齢者は若い世代に比べ病気にかかりやすいことや、医療費の公費負担が大きいためです。厚生労働省の将来予測によれば、２０１８年度に45・3兆円だった国民医療費は、２０３０年度には63・2～63・5兆円、２０４０年度には78・1兆円～80・2兆円にまで膨れ上がるとされています（現状の年齢別受療率・利用率を基に機械的に計算した将来の患者数や利用者数に基づいて

年齢階級別１人当たり医療費（年額）

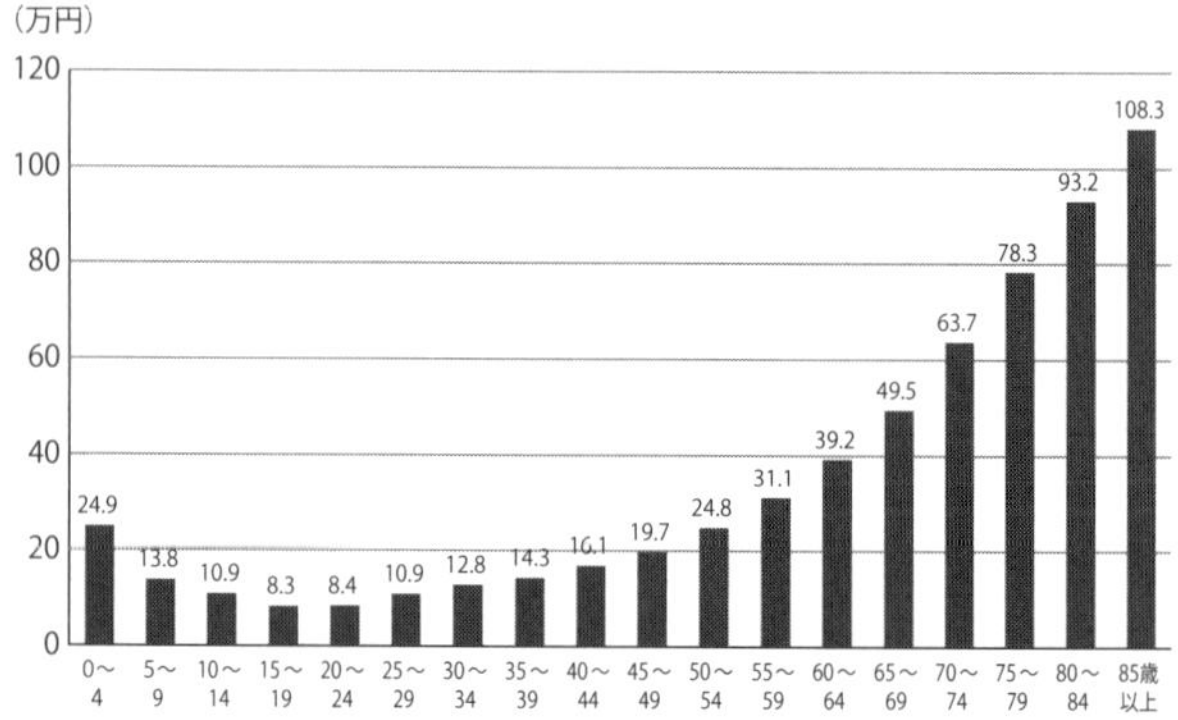

出典：厚生労働省「平成29年度 国民医療費の概況」より チューリッヒ生命作成

算出した予測）。国庫負担を約４分の１とすると、２０１８年度の国庫負担額は約11兆円、２０３０年度は約16兆円、２０４０年度は約20兆円にも上る計算です。２０１８年度の一般会計歳出総額は97・７兆円だったことを考え合わせると、日本の国家予算における医療費の負担は、すでに限界に近づいています。

同時に、少子化の進行により、高齢者の医療費を支える生産年齢（15歳～64歳）人口は減少の一途を辿っており、総人口も２００８年をピークに減少しています（平成24年総務省「国勢調査」）。２０６５年には高齢者一人に対しての現役世代は1・3人の比率になるといわれており、政府は、医療費を抑えることに必死です。

高齢者の増加でクリニックのニーズがより高まるように思われますが、そうではありません。クリニックの経営は追い詰められています。なぜなら、日本政府はこれ以上医療費が増大し国庫を圧迫しないように、今後も診療報酬のマイナス改定を続けると予想されるからです。

コロナによる「受診控え」が開業医に追い打ちをかける

診療報酬のマイナス改定に苦しむクリニックにさらなる追い打ちをかけているのが、コロナ禍による患者の「受診控え」です。

医療ポータルサイト運営のエムスリーの調査によれば、都内開業医の約2割で外来患者が半減したといいます。また、デロイト トーマツ ファイナンシャルアドバイザリー合同会社が、医師と5000人の患者を対象に行った「『コロナ禍での国内医療機関への通院

新型コロナウイルス拡大後における患者数の変化

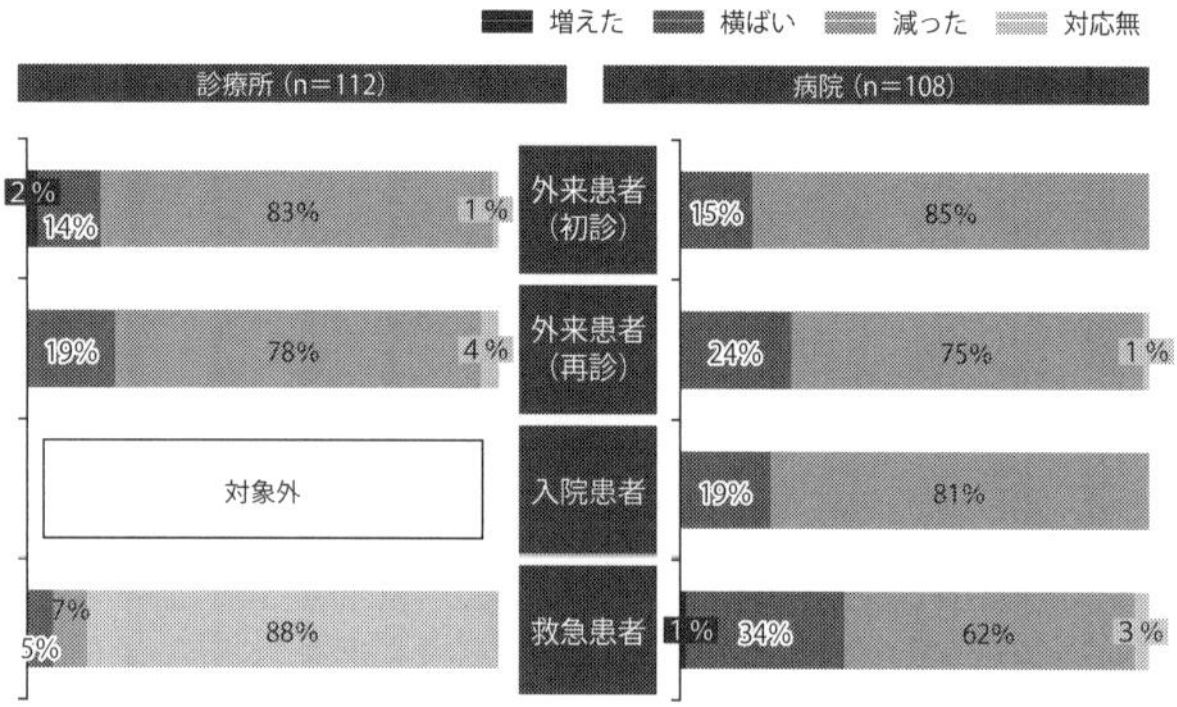

出典：デロイト トーマツ ファイナンシャルアドバイザリー合同会社による「コロナ禍での国内医療機関への通院状況・オンライン診療の活用状況」に関するアンケート

状況・オンライン診療の活用状況』に関するアンケート調査結果」でも、約80％の医師が、新型コロナウイルスの影響で外来患者や入院患者が減少したと感じています。

　実際に多くの患者は、医療機関で新型コロナウイルスに感染することを恐れています。前述の「『コロナ禍での国内医療機関への通院状況・オンライン診療の活用状況』に関するアンケート調査結果」によれば、48％の患者が「なるべく通院は控えたい」と考えているようです。

　さらに、コロナ禍をきっかけにマスク

着用や手洗いの励行、外出自粛などの「新しい生活様式」が定着したことで、インフルエンザ等の感染者数が激減しています。良いことではありますが、クリニック経営にとっては痛手です。

実際に、国立感染症研究所によると、2017―2018年シーズンのインフルエンザ累積推計受診患者数は約2249万人、2018―2019年シーズンは約1201万人、2019―2020年シーズンは約729万人でした。ところが2020―2021年シーズンは、1月までの暫定データではありますが、約78万人でした。直近の数年間に比べ、明らかに少ないレベルにとどまっているのです。

新型コロナウイルスのワクチン接種が始まり、明るい未来が到来するように思われますが、ウイルスが完全に収束するにはまだ時間がかかるでしょう。少なくとも向こう1年のスパンでは、患者の受診控えは変わらないのではないかと、私は考えています。

新型コロナウイルスによる医療機関への通院に対する気持ちの変化（N=5,000）

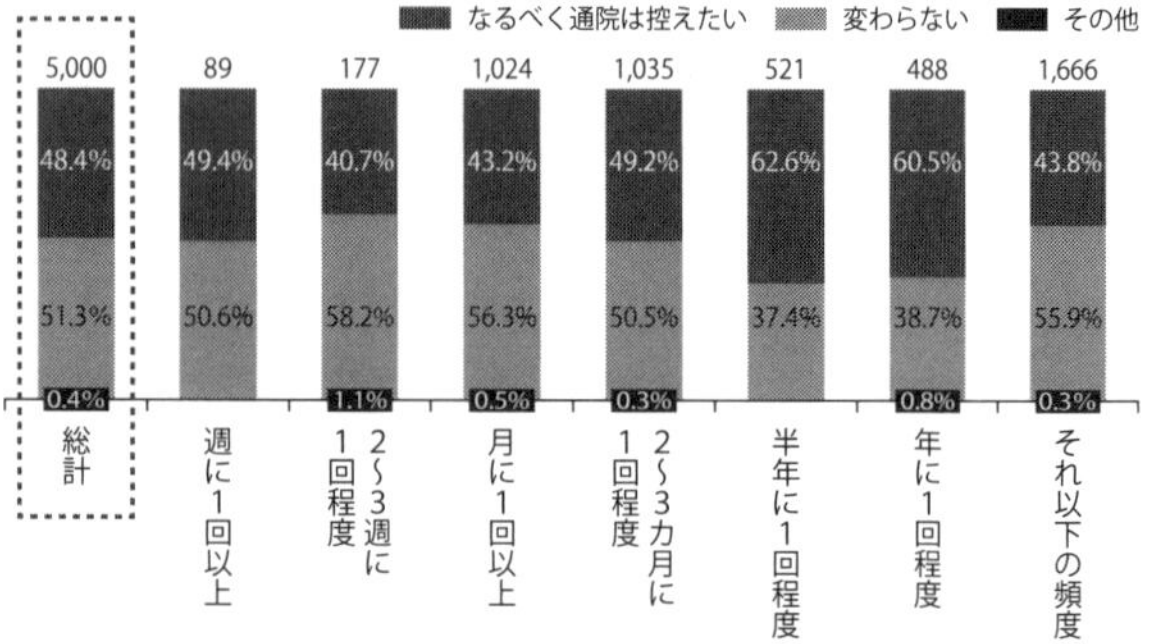

出典：デロイト トーマツ ファイナンシャルアドバイザリー合同会社による「コロナ禍での国内医療機関への通院状況・オンライン診療の活用状況」に関するアンケート

新型コロナウイルスの影響で通院の頻度が減った理由（N = 499：複数選択）

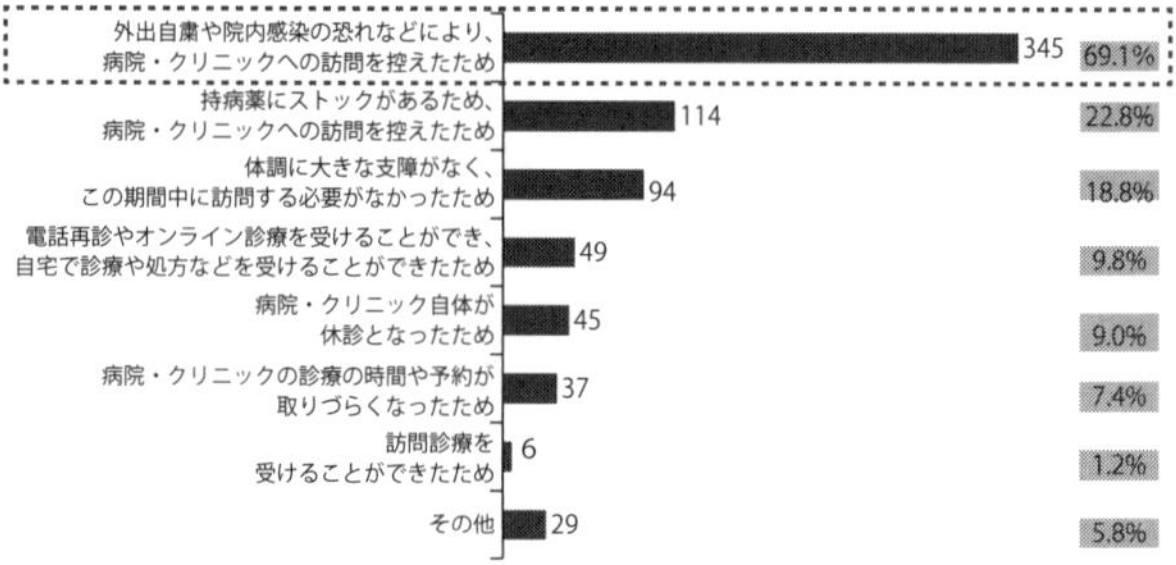

出典：デロイト トーマツ ファイナンシャルアドバイザリー合同会社による「コロナ禍での国内医療機関への通院状況・オンライン診療の活用状況」に関するアンケート
減少割合：頻度が減った患者 ÷ 定期的な通院患者

「通院回数を減らしたい」という患者の本音

新型コロナウイルス感染拡大により、多くの患者が「受診控え」をしましたが、実はコロナ禍以前から、「通院を減らしたい」という患者は、一定数存在していました。

患者が医療機関への通院を減らしたいと考える理由としては、通院に伴う負担の多さが考えられます。

医療機関を受診するとき、患者は往復に交通費を支払わなければなりません。また、病院での待ち時間、診察・治療を受ける時間、医療機関までの往復には時間がかかります。

これらの「時間的負担」に加え、医療機関に足を運ぶという「肉体的・精神的負担」も伴います。

そのため、本音では「負担になるからなるべく病院に行きたくない」と思っている患者は多いのです。

長期処方が当たり前になれば開業医の収入は3分の1になる

コロナ禍での受診控えと相まって、多くのクリニックで「長期処方患者」が増えています。

例えば、受診控えは、慢性疾患による定期受診患者たちにとって、長期処方の大義名分となっています。

その動きは「なるべく病院に行きたくない」というそのほか多くの患者の本音と合致し、医薬品の長期処方を希望する患者が増加しているのです。

実際に、２０２０年5月に日本医師会が全国のクリニックを対象に行ったアンケートによると、前年同期と比較して長期処方の患者が「増えた」クリニックは約70％に上ります。

私のクリニックでも、それまで1カ月に1度のペースで診察し、薬を処方していた患者から「今後は3カ月間隔で受診したい」と依頼されるようになりました。

1カ月に1度診察していた患者が3カ月に1度の診察ペースに変われば、当然のことながら、その患者から得られる診療報酬も3分の1に減ります。極論、全患者が同じことを言い出せば、開業医の収入も3分の1になってしまうわけです。もちろん、すべての患者が長期処方になることはありません。しかし、仮に3分の1の患者が1カ月ペースから3カ月ペースに切り替わったら、クリニックの収益は以前の9分の7、すなわち22％減ということになります。人件費や賃料などの固定費を削ることは難しいため、収益が2割も下がったら、多くのクリニックは赤字へと転落してしまうに違いありません。

実際に、新型コロナウイルスの感染拡大が始まった2020年春以降に医療機関の経営環境が苦しくなっているデータがあります。一般社団法人日本病院会、公益社団法人全日本病院協会、一般社団法人日本医療法人協会が合同で行った「新型コロナウイルス感染拡大による病院経営状況の調査」によれば、2020年4～12月における医療機関の経営指標は軒並み悪化。「外来診療収入」は同4・3％減、「健診・人間ドック等収入」は同15・8％減で、医業収益全体で見ると5・1％減となりました。なかでも厳し

全国：医業利益の推移（2019 年と 2020 年の%の差）

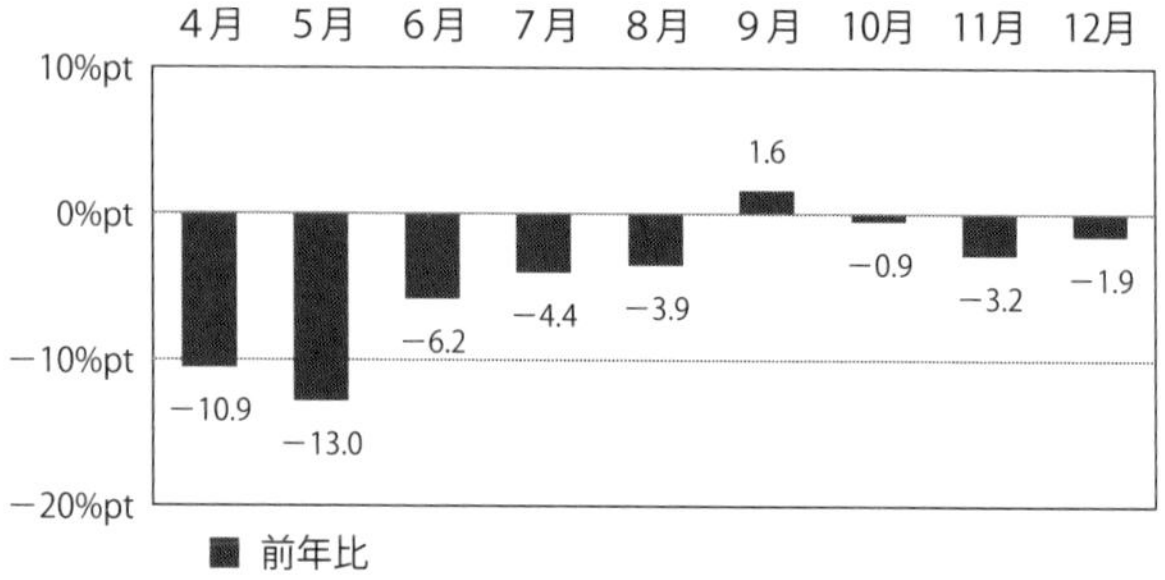

出典：一般社団法人日本病院会、公益社団法人全日本病院協会、一般社団法人日本医療法人協会が合同で行った「新型コロナウイルス感染拡大による病院経営状況の調査」

かったのが5月で、医業収益は前年同月より13・0％も減っています。（2021年2月「新型コロナウイルス感染拡大による病院経営状況の調査」より）

ここに、長期処方が定着してしまえば、クリニックの赤字は続く一方です。

開業医の未来は、決して楽観視できるものではありません。現実をしっかりと見つめ、減りつつある患者数をもう一度伸ばす取り組みが必要なのです。

［第2章］

ライバル不在の今だからこそ、早期導入がカギ オンライン診療で窮地から脱せよ

オンライン診療の基礎知識

受診控えによって患者数が減少している今、従来どおりの経営戦略では、医療機関が経営状況を回復させることは難しいでしょう。

クリニックはこの窮地に、どのように対応すべきでしょうか。

私は、オンライン診療への進出が打開策になると考えています。

オンライン診療は、厚生労働省の定義では「遠隔医療のうち、医師―患者間において、情報通信機器を通して、患者の診察及び診断を行い診断結果の伝達や処方等の診療行為を、リアルタイムにより行う行為」とされています。1997年、初診患者に対しては原則的に対面診療を行うべきだが、離島や僻地に住む患者など例外的な場合に限って、通信機器を用いた診療を認めるという通知が厚生労働省から出されたのが歴史の始まりでした。2015年には、患者からの要望に応じて対面診療とオンライン診療を組み合わせることは差し支えないという見解が示され、オンライン診療が事実上解禁に。

オンライン診療を導入しない理由

電話やオンライン診療による初診受付

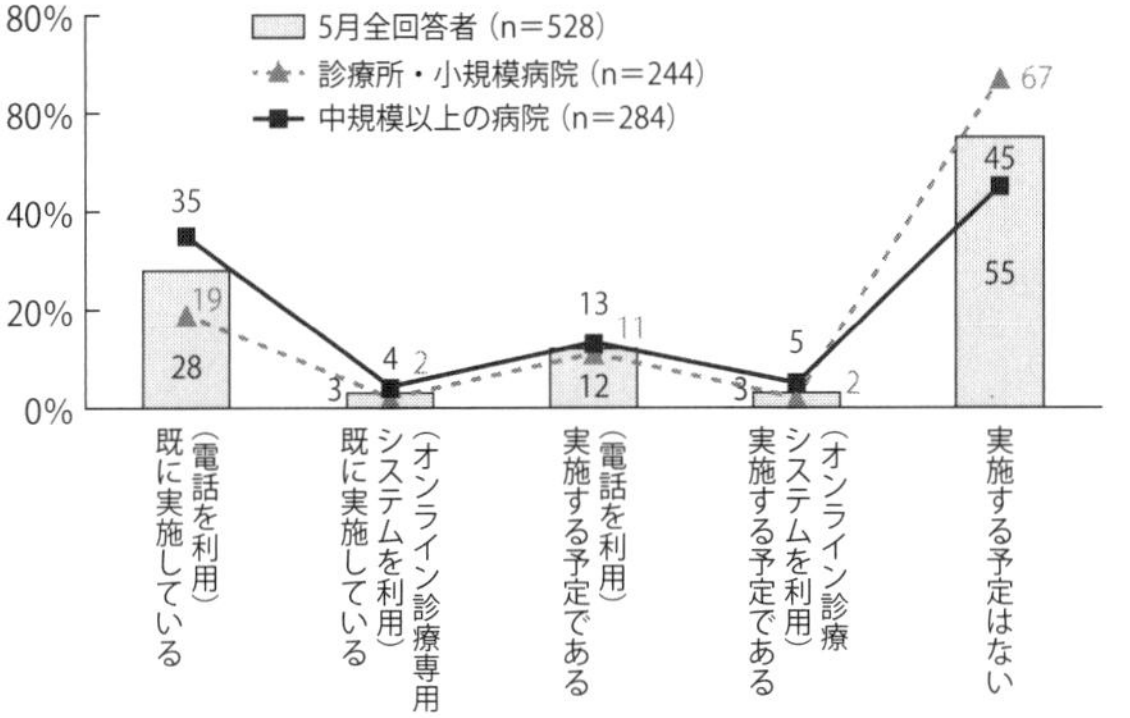

実施しない理由

【費用がない】
・コスト
・費用がない
・予算がない
・費用がかかる
【診療報酬が安い・費用対効果が低い】
・そもそも外来診療の報酬がもともと低いのに、さらに保険点数が低いため
・診療点数が安いため
・診療報酬が不公平に安い
・費用対効果が少ない
【ハード面が整っていない】
・ハード面で無理と考えるから
・通信システムがない
・設備がない
【初診は難しい・不安】
・最新は電話にしているが、初診は難しい。責任をもっての診療はできない
・全く診ていない人に処方はできない

参考：eヘルスケア「第3回　新型コロナウイルス（新型肺炎）についてのアンケート」

さらに、2018年の診療報酬改定で、オンライン診療に保険診療が適用されるようになりました。そして2020年に新型コロナウイルスの感染拡大が起き、厚生労働省から「新型コロナウイルス感染症の拡大に際しての電話や情報通信機器を用いた診療等の時限的・特例的な取扱いについて」の通知が出されました。それにより、あくまで一時的な処置ではありますが、初診でもオンライン診療が認められるようになったわけです。

しかし一方で、開業医はオンライン診療導入に消極的です。

医療機関向けにマーケティングリサーチやコンサルティング業務などを手掛けるeヘルスケアが臨床医528人を対象に行った調査によれば、2020年5月時点でオンライン診療システムを使ってオンライン診療を行っている医療機関はわずか3％でした。電話を使った遠隔診療を含めても、約3割に過ぎません。そして、診療所や小規模病院に限ると、オンライン診療システムが2％、電話を含めた遠隔診療が19％と、さらに低い水準でした。

なぜオンライン診療は導入されないのか

多くのクリニックがオンライン診療を導入しない理由は3つあります。

1つ目は誤診リスクです。オンライン診療では触診や聴診、レントゲン撮影などができません。そのため、対面診療に比べて得られる情報量が少なく、医師は誤った判断を下すことを恐れてしまうのです。

2つ目の理由は、オンライン診療の仕組みを構築する手間が大きいことです。タブレット端末やパソコン、カメラを購入し、オンライン診療システムを導入するにはそれなりの投資が必要です。また、ITに慣れていない医師や看護師にとって、こうした機器・システムを使いこなすまでにはそれなりの努力が必要になります。

一方、高齢者の患者のなかにはスマートフォンやタブレット端末の利用が難しい人も多いものです。IT化の手間やスキル不足が、医療機関と患者の双方にとってオンライン診療システム導入の障壁として立ちはだかっているのです。

診療報酬

	改定後（現行）
初診料	288点
再診料	73点
外来診療	74点
オンライン診療	71点

※再診では再診料と外来診療を合算した147点となる。

出典：厚生労働省「令和2年度診療報酬改定について」

そして3つ目の理由は、診療報酬の安さです。おそらくこれが、オンライン診療の普及を妨げる最大の原因になっているのではないでしょうか。

厚生労働大臣が定める疾患を主病とする患者に対し、診療所が治療計画に基づき療養上必要な管理を行った場合、「特定疾患療養管理料」の225点が加算されます。一方、オンライン診療で同様の診療を行う「特定疾患療養管理料（情報通信機器を用いた場合）」は、100点しか加算されません。診療内容にも左右されますが、オンライン診療で得られる診療報酬は現在のところ、外来の3分の

2から4分の3程度です。

実際に、前述のeヘルスケアの調査でも、オンライン診療を実施しない理由として「費用がない」「診療報酬が安い・費用対効果が低い」「ハード面が整っていない」「初診は難しい・不安」などの答えが並んでいます。

誤診リスクは高く、導入のために費用も手間もかかるのに、診療報酬は安い。これでは、オンライン診療が広まらないのも無理はないと、私も感じています。

オンライン診療へのニーズはさらに増える

さまざまな理由から、導入に消極的な医療機関が多いオンライン診療ですが、今後はそのニーズは高まると予想されます。

マーケティング会社のMMD研究所が2020年10月15日~11月2日に行った調査によれば、オンライン診療の認知度は84・1%、そのうちオンライン診療の利用経験がある人は18・0%でした。男女ともに20~30代のオンライン診療利用者が増えている半面、

オンライン診療への関心度　※性年代別

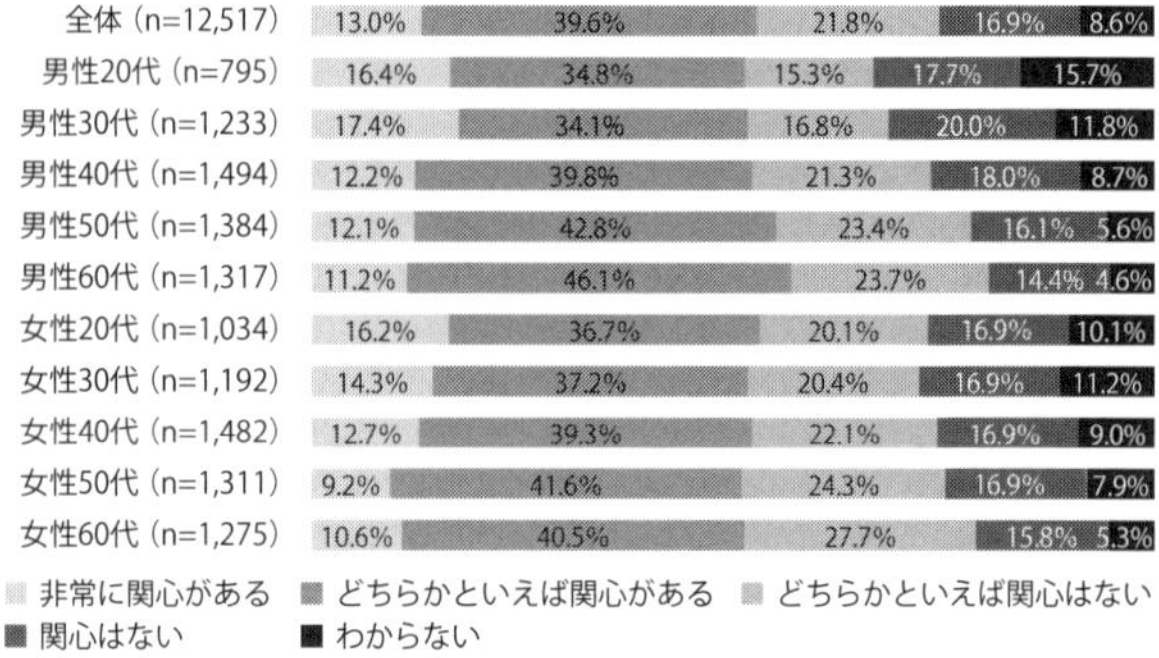
全体（n=12,517）13.0% 39.6% 21.8% 16.9% 8.6%
男性20代（n=795）16.4% 34.8% 15.3% 17.7% 15.7%
男性30代（n=1,233）17.4% 34.1% 16.8% 20.0% 11.8%
男性40代（n=1,494）12.2% 39.8% 21.3% 18.0% 8.7%
男性50代（n=1,384）12.1% 42.8% 23.4% 16.1% 5.6%
男性60代（n=1,317）11.2% 46.1% 23.7% 14.4% 4.6%
女性20代（n=1,034）16.2% 36.7% 20.1% 16.9% 10.1%
女性30代（n=1,192）14.3% 37.2% 20.4% 16.9% 11.2%
女性40代（n=1,482）12.7% 39.3% 22.1% 16.9% 9.0%
女性50代（n=1,311）9.2% 41.6% 24.3% 16.9% 7.9%
女性60代（n=1,275）10.6% 40.5% 27.7% 15.8% 5.3%
非常に関心がある
どちらかといえば関心がある
どちらかといえば関心はない
関心はない
わからない

出典：MMD研究所調べ

オンライン診療の利用経験　※性年代別

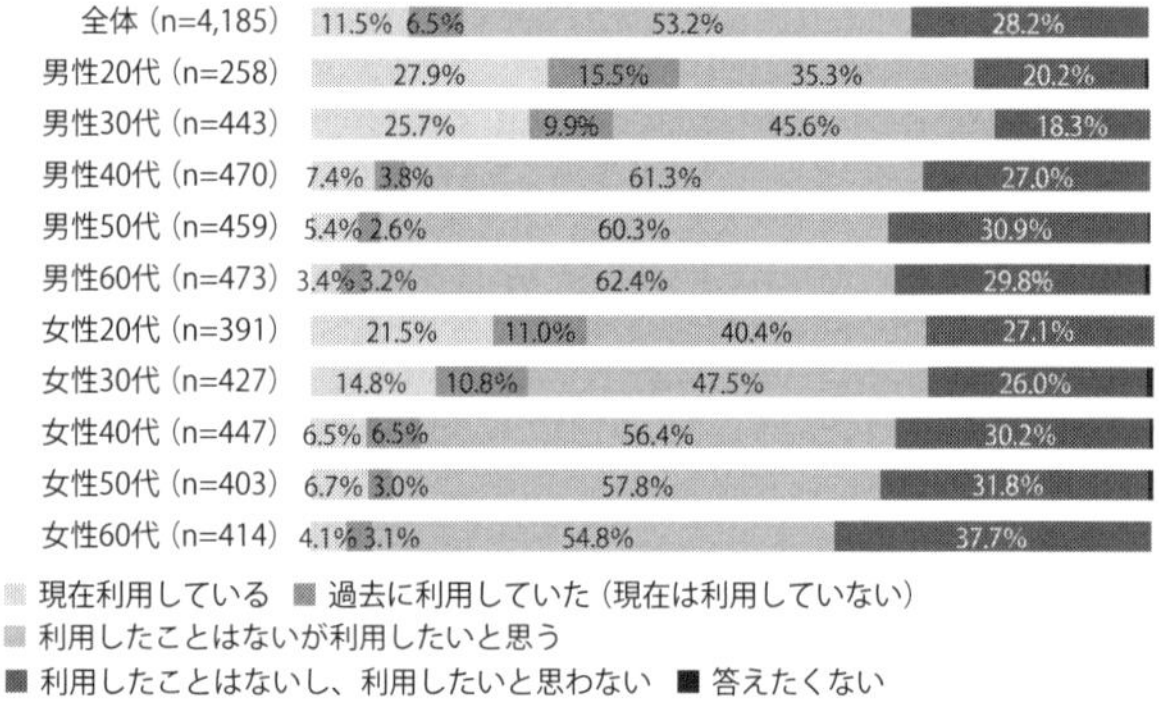
全体（n=4,185）11.5% 6.5% 53.2% 28.2%
男性20代（n=258）27.9% 15.5% 35.3% 20.2%
男性30代（n=443）25.7% 9.9% 45.6% 18.3%
男性40代（n=470）7.4% 3.8% 61.3% 27.0%
男性50代（n=459）5.4% 2.6% 60.3% 30.9%
男性60代（n=473）3.4% 3.2% 62.4% 29.8%
女性20代（n=391）21.5% 11.0% 40.4% 27.1%
女性30代（n=427）14.8% 10.8% 47.5% 26.0%
女性40代（n=447）6.5% 6.5% 56.4% 30.2%
女性50代（n=403）6.7% 3.0% 57.8% 31.8%
女性60代（n=414）4.1% 3.1% 54.8% 37.7%
現在利用している
過去に利用していた（現在は利用していない）
利用したことはないが利用したいと思う
利用したことはないし、利用したいと思わない
答えたくない

出典：MMD研究所調べ

50代以上の利用者は1割以下にとどまっています。

ただし、オンライン診療への関心は世代を問わず高まっています。同じMMD研究所の調査では、オンライン診療に対して「非常に関心がある」「どちらかといえば関心がある」と答えた人は、全世代で5割を超えています。

また、すでにオンライン診療を利用したことがある人に聞いたところ、「オンライン診療が増えてほしい」と答えた人は66・7％もいました。

加えて、オンライン診療を「利用したいと思う」（52・0％）と「やや利用したいと思う」（34・0％）と考えている人は合わせて86・0％にも達したのです。

オンライン診療のメリット

この結果は、実際に利用した人がオンライン診療のメリットを実感したからに違いないでしょう。

患者が来院を拒み長期処方を望む理由の一つは、医療機関における新型コロナウイルス感染を恐れているからですが、オンライン診療なら感染する危険性はゼロ。患者は安心して診察を受けることができます。

また、通院に時間的負担、肉体的・精神的負担を感じている患者にとっては対面での通院間隔を延長できるツールです。体調の悪いなか、着替えたり化粧をしたりしてから車や公共交通機関などを使って病院に足を運び、ロビーで長時間待ってから診察を受ける外来に比べると、自宅にいながらにして受診できるオンライン診療は、受診へのハードルがはるかに低いのです。普段なら「このくらいの症状ならたいしたことがないから、病院には行かず自宅で寝ていよう」と考える患者も、オンライン診療なら気軽に受診できます。

また、介護や育児などの都合で来院が困難な人にとっても利便性が高いものです。しかしそうした人々も、内心では「1カ月に1度の診察が、3カ月に1度になっても大丈夫だろうか?」という不安を抱えています。

ですから、医師に「3カ月に1度の診察だと心配ですから、1カ月に1度はオンラインで構わないので様子を見させていただけますか？」と提案されると、納得してオンラインに移行してくれるケースが多いと私は感じています。

今後は高齢化や働き方の多様化が進むことが予想され、自宅にいながらにして受診できるオンライン診療へのニーズはさらに高まるでしょう。

さらに、政府もオンライン診療の普及を後押ししています。医療界が抵抗しても、この流れを止めることはできません。

オンライン診療で受診控え患者を呼び戻す

患者にとってメリットがあり、ニーズが高まりつつあるオンライン診療は、医療機関が自院の受診控え患者を呼び戻す手段として期待できます。

39ページの表は、10カ月間におけるクリニックの収入モデルを示したもので、コロナ禍の受診控えが目立ってきた際、実際に私がシミュレーションしたものです。状況をわかりやすくするため、全患者が1カ月に1度のペースで通院していると仮定しています。

コロナ禍前の月あたり収入を100とすると、コロナ禍前には10カ月で1000の収入を得ていたことになります（A）。一方、受診控えによって全患者の4割が3カ月に1度の診察ペースに切り替わった場合、2、3月などの患者数は以前の6割に落ち込みます。その結果、10カ月間トータルの収入は、コロナ禍前より24%も減ってしまいます（B）。

ところが、受診控えをするはずだった4割の患者が、1カ月に1度のペースでオンライン受診したらどうなるでしょうか。オンライン診療で得られる診療報酬を外来の7割と見積もると、2、3月などの収入は「60（外来患者から得られる収入）＋28（オンライン患者から得られる収入）＝88」となります。すると、10カ月トータルの収入は、コロナ禍前の7%減程度で済むのです（C）。

10カ月間におけるクリニックの収入モデル

	コロナ禍前	コロナ禍後（1/3の患者が3カ月の長期処方に切り替え）	コロナ禍後（1/3の患者が1カ月ごとのオンライン診療に切り替え）
1月	100	100	100
2月	100	60	88
3月	100	60	88
4月	100	100	100
5月	100	60	88
6月	100	60	88
7月	100	100	100
8月	100	60	88
9月	100	60	88
10月	100	100	100
10カ月間の売り上げ	1000	760	928
	(A)	(B)	(C)

当院資料より作成

オンライン診療を窓口に集患する

また、オンライン診療にはもう一つの可能性があります。それは集患です。他院で受診控えをしている患者をオンライン診療で獲得するのです。

とはいっても、医師なら誰もが知っているとおり、オンライン診療には限界があります。

また、患者側もそのことを薄々知っています。「オンラインだけで大丈夫だろうか？本当は、直接診察してもらうほうが安心できるのだが……」と考えているのです。

そのため、医師から「もう少し詳しく調べたいので、ぜひ来院して検査しましょう」と伝えれば、素直に従う可能性が高いものです。

オンライン受診をした患者を外来に誘導することができれば、新規患者からオンライン診療の診療報酬と外来の診療報酬をダブルで獲得できます。

この「二重取り」は、クリニックにとって非常においしい状況です。

オンライン診療規制緩和の動き

ニーズの高まりに応えるかのように、現在、オンライン診療の規制緩和の動きが進んでいます。

ここ20年ほどで、国はデジタル化を推し進めています。マイナンバーカードの普及、デジタル庁の創設、脱・はんこなどの政策を推し進め、社会全体をデジタル化しようとしているのです。

そして、オンライン診療の動きも同様です。菅義偉総理は2020年10月の所信表明演説で、オンライン診療の恒久化を進めると明言しました。また、加藤勝信官房長官も記者会見で「コロナ禍で『オンライン診療』を活用してきた評価なども踏まえ、社会全体がデジタル化を進めていく流れのなかで恒久化は必要だ」と発言しています。

こうした流れを受け、厚生労働省は、「安全性と信頼性をベースに、初診も含めオンライン診療は原則解禁する」という基本方針をすでに明らかにしています。医師会はオンライン診療に対して慎重論を唱えていますが、医療業界もデジタル化の波から逃れることはできません。

同時に、デジタル化は消費者の行動に変化をもたらしました。

例えば、「レビューサイト」は、我々の暮らしに欠かせない存在になりました。外食する際には食べログを使ってお店を検索しますし、美容院を選ぶときにはホットペッパービューティーを利用して比較検討を行います。

いずれは医療機関もレビューサイトで比較される時代がやってきます。多くの患者は、レビューサイトやSNSで評判の良いところを選ぶようになるでしょう。このときオンライン診療をいっさいしていない医療機関は、見向きもされなくなるはずです。

ライバル不在だからこそ早期導入がカギ

2021年の時点で、オンライン診療システムを使って本格的なオンライン診療に乗りだしている医療機関は、せいぜい2～3％程度ではないかと私は見ています。ニーズの高まりや規制緩和の動きがあり、かつライバル不在の今、他院に先がけてオンライン診療を早期導入することが、集客や利益獲得のカギとなるのです。

厚生労働省はオンライン診療の算定条件として「緊急時に概ね30分以内に当該保険医療機関が対面による診察が可能な体制を有していること」と定めています。

そのため、北海道の医師が沖縄県の患者を診たりすることはできません。つまりオンライン診療であっても、患者は自院の周辺に限られるというわけです。

もし、自院に近い医療機関がオンライン診療にいち早く進出し、あなたのクリニックが出遅れたらどうなるでしょうか。

まず考えられるのは、既存患者の大量流出です。すでに述べたとおり、オンライン診療は受診への心理的ハードルが低いのです。

そのため、新型コロナウイルスの感染リスクを嫌い受診控えの傾向がある患者が、オ

オンライン診療についての考え（n=321）

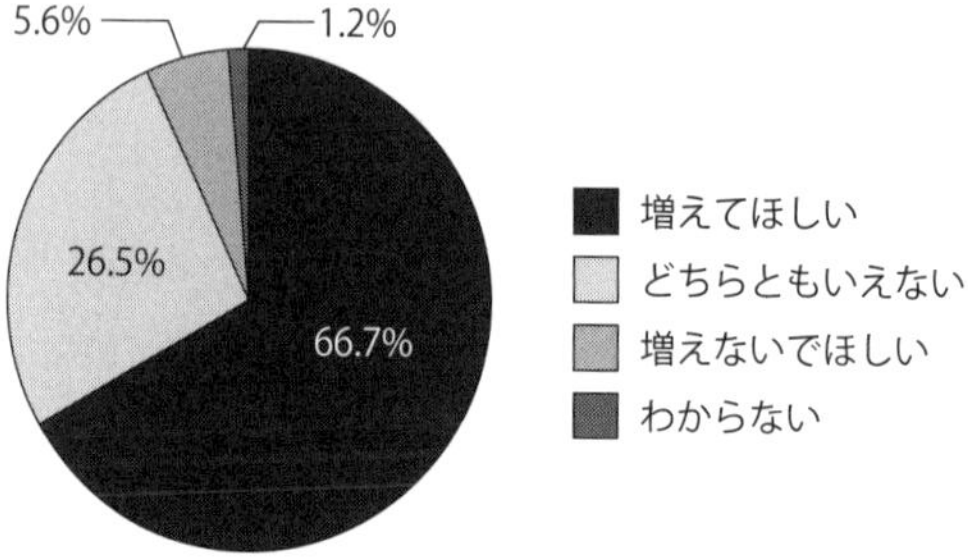

出典：MMD研究所調べ

オンライン診療の利用意向（n=321）

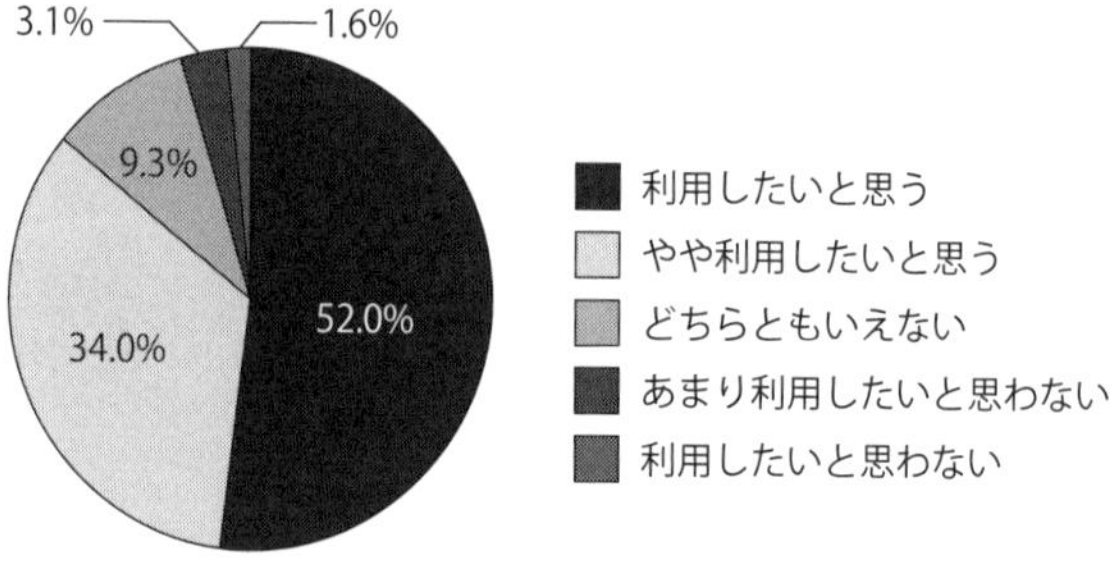

出典：MMD研究所調べ

ンライン診療に奪われる危険性が高くなります。

また、多忙で通院の余裕がないビジネスパーソン、足腰が弱くて通院を嫌う高齢者なども、オンライン診療に逃げだす危険性が大です。


新規患者の獲得難易度も、跳ね上がるに違いありません。オンライン診療は受診への心理的ハードルが低いため、軽症で「このくらいならわざわざ病院に行くほどでもないか……」と考えている患者でも受診してもらうことが可能です。

そこで好印象を抱かせれば、定期的に通院してもらうことが期待できます。その分、オンライン診療をしていない同地域の医療機関からは足が遠のくわけです。

つまり、オンライン診療の早期導入によって、新規患者を爆発的スピードで獲得できたり、他院の既存患者を奪ったりすることが可能だといえます。

多くの医師、クリニックはオンライン診療への進出をためらっています。

しかし、今は大チャンスです。ここで思い切って前に進めば、多くの利益を獲得できるはずです。

［第3章］

スタッフ不要、スキマ時間を有効活用、エリアを超えた集患　オンライン診療導入によるメリット

開業医を悩ませる人件費問題

受診控え患者を呼び戻したり、他院の患者を奪ったりできることが、オンライン診療の大きなメリットであることはすでに説明したとおりです。

しかし、ほかにもオンライン診療のメリットはあります。その一つが、人件費問題を解決できる点です。

厚生労働省の「令和元年社会医療診療行為別統計の概況」によると、診療所の2019年6月分診療報酬明細書・調剤報酬明細書の総数は6207万件でした。これに対して診療所の施設数は8万809カ所ですから、6207万÷8万809≒770、すなわち、クリニックの1カ月あたり診察患者数は約770人ということになります。1カ月の稼働日数を20日とみると、1日あたりの患者数は40人弱。患者一人あたり単価を5000円とすれば、平均的なクリニックは1日あたり20万円弱、1カ月あたり400万円弱の収入を得ている計算になります。

一方、平均的なクリニックの場合、医師が1人、看護師が2人、事務スタッフが2人というケースが多いのではないかと思います。仮に、看護師3人と事務スタッフ3人という体制で、看護師に月30万円、事務スタッフに月20万円の給与を支払っている場合、人件費の総額は30万円×2人＋20万円×2人＝100万円となります。

一般に、クリニックで適正な人件費は、総収入の15~20%程度だといわれます。つまり、1カ月に400万円弱の収入を得ているクリニックでは、人件費を60万~80万円弱以下に抑えなければならないわけです。

つまり、前述の「看護師2人＋事務スタッフ2人」という体制は、かなり苦しいラインなのです。

人件費は、クリニック経営において常に悩みの種です。看護師や事務スタッフの人数を減らして人件費を抑制しようとすると、とたんにサービスの質が下がり、来院患者数の減少につながる危険性があります。

また、一人あたりの給与額を下げると、優秀な人から退職してしまい、これもサービスの質を下げます。また、退職者を出して新規採用をする場合、求人広告など余計な費用が必要になりますし、面接などの採用活動や教育などの手間もかかります。

ですから、人件費を削減するのはかなり難しい問題なのです。

さらに、昨今の看護師不足問題が、クリニックに重くのしかかっています。

高齢化が進むなか、日本では看護ニーズが増える一方です。医療機関はもちろん、介護施設や在宅・訪問看護などの分野でも看護師の採用数が右肩上がりになっているからです。看護師の人数自体は1年あたり3万人程度のペースで増えているのですが、看護ニーズが爆発的に増えているため、供給が追いついていません。

厚生労働省の「長期的看護職員需給見通しの推計」によれば、2025年時点で3・4万～45・3万人の看護師不足に陥ると予測されています。

こうしたなか、看護師の給与は高騰していくと考えられます。もともと看護師は、仕事のきつさに比べて給与額が低いとみられていました。そこに新型コロナウイルスの感染拡大が起こり、看護師はさらにリスクの高い仕事になったのです。今後は、高い給料を払わなければ看護師が確保できない可能性が高いでしょう。特に、僻地のクリニックでは看護師不足が深刻化するはずです。

オンライン診療は医師1人でまわして人件費削減

私の院の診療体制は、医師は私1人、看護師が7人、事務スタッフが5人です。一般的なクリニックに比べると、看護師・事務スタッフともに人数は多いのですが、私が1日で診る患者数は200人であることと、患者1人あたりの診療時間を最大限に短くしながら質の高い医療を提供するためには、これだけの人員が必要なのです。

ところが、私がオンライン診療をする際はもっと少人数でこなすことが可能です。オンライン診療では検査や注射などが発生しませんから、私をサポートする看護師が不要になり、問診担当の看護師だけ用意しておけばいいのです。

また、事務スタッフも少人数制で対応できます。患者が予約を入れるときはオンライン診療システム上で操作を完了できるため、事務スタッフが電話予約を受けて調整作業をする必要がなくなります。

加えて、診察後の支払い業務も医療事務担当者がわざわざ計算したりせず、システム任せにできるのです。その分、管理の手間が小さくなって人件費を安く済ませることが可能です。

例えば、ある1日の午前中はオンライン診療の時間とし、午後に外来診療を行うことにします。

すると、午前中の看護師は最小限の人数で済むでしょうし、事務スタッフはいなくても大丈夫かもしれません。

その場合、人件費は大幅削減が可能です。前述した事例の「看護師3人＋事務スタッフ3人」というクリニックで、午前中のみ看護師1人＋事務スタッフ0人でのオンライン診療に切り替えた場合、人件費は「30万円×1人（常勤看護師）＋20万円×2人（午後診療のみ担当するパート看護師）＋12万円×３人（午後診療のみ担当するパート事務スタッフ）＝１０６万円となります。外来診療だけを行っていたときは月１５０万円かかっていた人件費が、３割も削減できることになります。

人件費と並んで固定費のなかで大きな割合を占める賃料も、オンライン診療の導入によって削減が可能かもしれません。

もちろん、医療法ではオンライン診療のみで外来診療をいっさい行わないことを禁じていますから、リアルなクリニックを廃止することは不可能です。

ただ、オンライン診療の比率を大きくするなら、患者の待合室やスタッフの執務スペースなどを従来に比べて狭くすることができます。その分、クリニックや駐車場の賃料も下げられるでしょう。

前述のとおり、多くの医師は「オンライン診療は儲からない」という先入観を抱いています。確かに、オンライン診療の診療報酬は点数が低いかもしれません。

ただ、人件費や賃料などの固定費を抑えられるという側面もあるのです。

人間関係のトラブルも解消される

一般企業では、上司や同僚との人間関係がうまくいかずに退職する人が数多くいます。これは、医療業界でも同様です。

厚生労働省の「看護職員就業状況等実態調査結果」では、退職経験がある看護師に退職理由（主なものを3つまで）を聞いています。このうち「人間関係がよくないから」と答えた人は12・8％で、「出産・育児のため」（22・1％）、「結婚のため」（17・7％）、「他施設への興味」（15・1％）に次ぐ第4位でした。

医療業界は厳しい職場環境です。ちょっとしたミスが患者の命に関わるため、仕事のストレスは他業界に比べてはるかに重いものです。

また、求められる知識のレベルも高く、特に新人のうちは大きなストレスを抱えなが

看護師の退職理由

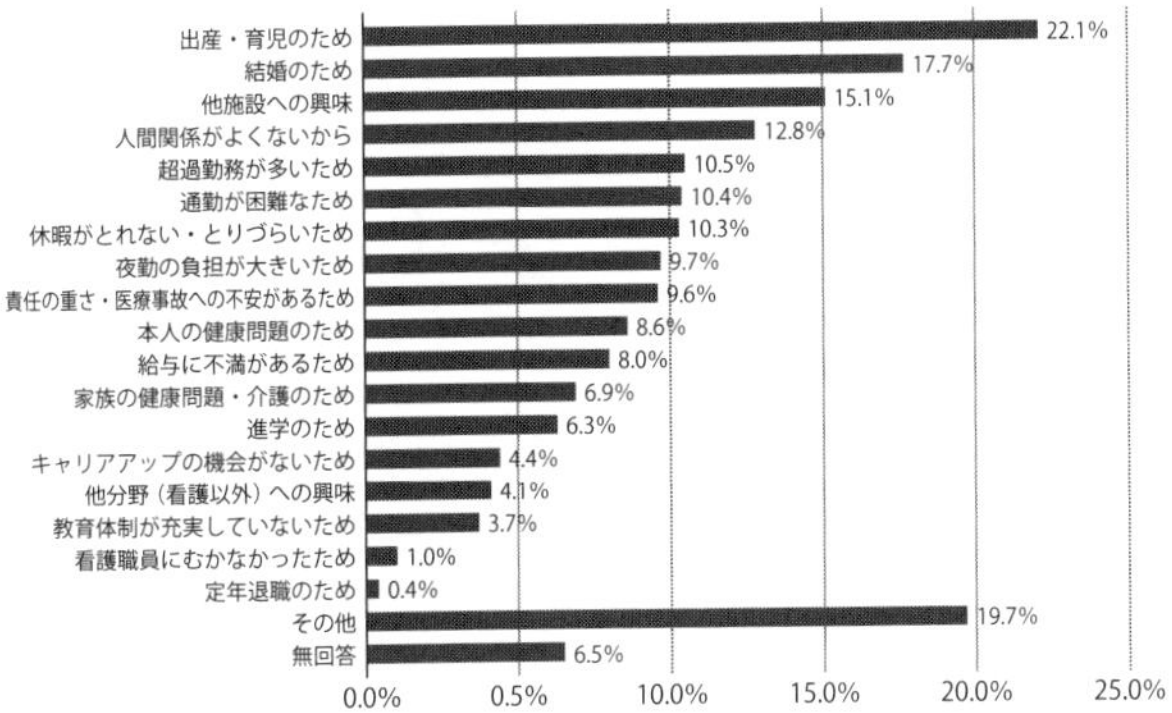

参考：厚生労働省「看護職員就業状況等実態調査結果」平成22年8月～平成23年1月実施

ら働くことになりますし、入院施設のある医療機関であれば勤務時間が不規則になりがちで残業も珍しくありません。そのため、精神的な余裕を失ってスタッフ同士が衝突する危険性も高いのです。

そのうえ、クリニックは狭い職場です。もし、スタッフ同士の仲が悪くなっても、関係者を異動させて引き離すなどの処置は取れません。その結果、人間関係が悪化して悩んでいるところは決して少なくないのです。

昨今、そのストレスの要因として大きい

のは、コロナ感染の危険に常にさらされているということです。

こうした問題も、オンライン診療を導入すれば改善できる可能性があります。少しでもスタッフのストレスを取り除いてあげるのです。オンライン診療ならこうしたストレスから解放されるため、結果、人間関係の改善をもたらすのです。

閑散時間にオンライン診療をして時間の有効活用を

診療科や患者層、地域の特性によっても大きく異なりますが、一般的なクリニックは、午前中のほうが混み合うものです。

一方、平日の15~17時くらいは、比較的閑散としていることが多いといえるでしょう。特に新型コロナウイルスの感染拡大後は、受診控えによって午後の診療時間に患者がほとんど来ず、診療時間を短縮している医療機関もあるようです。

こうした閑散時間でオンライン診療を行えば、クリニックの収入増が実現できるでしょう。

例えば、フレックス制などの柔軟な勤務態勢を取っている企業では、休憩を自分の裁量でずらして取ることができるところもあります。こうした企業に勤めている人は、会社の昼休みを使って午後診を受けることが可能なのです。

また、育児や介護の関係で、午後ならオンライン診療が受けられるという人もいます。こうした患者をターゲットとすることで、閑散時間を有効活用できるのです。

そしてオンライン診療なら、診療時間帯を柔軟に設定することも可能です。

このところ、患者のニーズに合わせて土日や夜間に診療を行う医療機関が増えました。私の院でも月・水・木・金曜日だけでなく、土曜日の9～19時と、日曜日の9～12時にも診察を行っています。

しかし、土日や夜間に開院しようとする場合、スタッフの協力を得づらいケースがあります。特に家庭をもっている看護師の場合、土日や夜間の勤務はかなり嫌がられます。

そのために給与の割り増しなどを行えば、人件費の増大につながってしまうでしょう。

その点、オンライン診療なら最小限の人員で実施可能ですし、場合によっては医師1人だけで行うことも不可能ではありません。患者と医師の合意さえあれば、早朝や深夜に診察することもできます。

地域特性などの事情で土日・夜間の診療ニーズが高いのに、看護師や事務スタッフの確保ができず、平日のみ開院しているクリニックは少なくありません。

しかしオンライン診療なら、そうしたハードルを越え、土日・夜間の診療が可能になります。

エリアを超えた集患も実現可能に

私の院は、和歌山県南東部の新宮市にあります。

しかし、来院患者の在住地域は新宮市だけにとどまりません。太地町や那智勝浦町、串本町といった隣接地帯はもちろん、和歌山県西部の田辺市、三重県南部の熊野市や尾鷲市、奈良県南部の十津川村などからもたくさんの患者がやってきます。なかには、車で3時間ほどかけてわざわざ来院する人もいるほどです。

ただし一般的なクリニックの場合は、徒歩や公共交通機関、車などを使って15分以内で到着できるエリアが診療圏となります。

一方、オンライン診療を取り入れれば「15分以内」という診察圏の枠を取り払うことが可能です。もちろん、厚生労働省がオンライン診療の算定条件として「緊急時に概ね30分以内に当該保険医療機関が対面による診察が可能な体制を有していること」と定めていますし、経営改善のためにはオンライン診療を受けた患者を外来診療に誘導して「二重取り」をする必要がありますから、あまりに遠い患者をターゲットにするのは無理です。

しかし、通常の診療圏を超えた層を「見込み患者」として掘り起こすことができるのです。

また、競争の激しい都市部のクリニックにとって、オンライン診療でエリアを超えた集患ができる点は魅力です。これまで、多くの患者は「自宅から一番近いクリニックに行けばいい」と考えがちでしたが、オンライン診療の普及により、「実際に来院するのは数回に1度だから、多少遠くても、評判のいいクリニックを選びたい」という考え方に切り替わる可能性があります。

このように、オンライン診療にはたくさんのメリットがあります。診療報酬の安さなどのマイナス面だけに目を奪われるのではなく、幅広い視野でとらえてみましょう。すると、オンライン診療導入がプラスになることがお分かりいただけると思います。

代表的なオンライン診療システム

クリニックがオンライン診療を始めるためには、自院があるエリアの地方厚生局に届け出を出す必要があります（保険診療を行わない場合、届け出は不要）。

また、オンライン診療に使うツールも用意しなければなりません。厚生労働省の『オンライン診療の適切な実施に関する指針』に関するQ＆A」では「対面診療の代替として認められているオンライン診療は、『リアルタイムの視覚及び聴覚の情報を含む情報通信手段』を採用することにより、対面診療に代替し得る程度のものである必要があるため、チャットなどのみによる診療は認められません」とされていますから、テレビ電話のような映像コミュニケーションツールを使う必要があります。

ところで、オンライン診療にＺｏｏｍやＳｋｙｐｅなどを使うことは、２０２１年現在で不可能ではありません。

ただし、こうした汎用ツールはセキュリティーの面で懸念材料が多く、厚生労働省から使用はできるだけ控えるよう通達が出ていますから、いずれは使えなくなる時期が来ます。

また、汎用ツールには予約システムや支払いシステムなどが含まれていないため、使い勝手が悪いものです。

そのため、オンライン診療に乗りだすのであれば、最初から専用のシステムを利用するべきです。

現在、メジャーなオンライン診療システムは２つあります。それぞれの料金について簡単にまとめておきましょう（金額はすべて税込み。情報は２０２1年5月現在のもの。詳細については各自確認を）。

（1）CLINICS（メドレー）

……初期費用33万円、月額利用料1万1０００円（２００床以上の病院は別途問い合わせ）、決済額の３・45％にあたるサービス利用料が必要。

（2）curon（MICIN）

……初期費用、月額利用料ともになし、決済額の４％にあたる事務手数料が必要。また、患者側は1回の診療ごとに３３０円を支払う。

ほかにも「YaDoc」（インテグリティ・ヘルスケア）、「オンライン診療ポケットドクター」（MRT）、「CARADAオンライン診療」（カラダメディカ）などのオンライン診療ツールが知られています。また２０２０年12月には、新システム「LINEドクター」（LINEヘルスケア）の提供も始まりました。

各システムの正確なシェアは明かされていませんが、私の知る限りで最も利用されているのはｃｕｒｏｎ、僅差で続いているのがＣＬＩＮＩＣＳではないかと思います。

私は当初、ｃｕｒｏｎを使っていましたが、途中からＣＬＩＮＩＣＳに切り替えました。理由はｃｕｒｏｎでは回線を「保留」にすることができなかったからです。

私が経営している「すずきこどもクリニック」では、看護師が電話で予約を入れた患者に対して綿密な問診を行い、その後、私が治療を行うという流れで診療を行っています（第４章で詳述）。

そのためオンライン診療の場合、オンライン診療システムを使って看護師が問診を行ったのち、いったんオンライン回線を切らなければならないのですが、このときｃｕｒｏｎではすぐに決済画面に飛んでしまう仕組みでした。これでは、回線を切るたびに患者は３３０円のサービス利用料を支払わなければならず、大変不便でした。

一方、ＣＬＩＮＩＣＳでは決済ボタンを押さない限り、何度でも診察画面に戻ることができます。

そこで私の院の場合は、ＣＬＩＮＩＣＳのほうが使い勝手が良かったのです。

また、ｃｕｒｏｎは患者が1回の診療ごとに３３０円支払わなければならない点も難点でした。ほかの診療科であれば、３３０円程度の負担はさほど大きな問題にはなりません。

しかし小児科では各地方自治体が設けている「子ども医療費助成制度」により、中学生までの子どもは医療費が無料（一部自治体では18歳年度末まで）、もしくは、１回の診療ごとに数百円程度しかかからない仕組みになっています。

そうしたなかで３３０円を支払うのは患者にかなりの負担感を与えるため、ＣＬＩＮＩＣＳのほうがベターだったのです。

オンライン診療システムはシェアの大きなものを選ぼう

ただし、ＣＬＩＮＩＣＳがすべてのクリニックにふさわしいというわけではありません。選ぶべきシステムは、クリニックの運営方針やオンライン診療の件数、やり方によって大きく左右されます。

例えば、ひとまずオンライン診療を試してみたい、あるいは、1日あたりのオンライン診療件数が少ないクリニックは、curonのように初期費用・月額費用が無料で済むシステムのほうが向いています。

私は多くの患者をオンライン診療する「ヘビーユーザー」だったのでCLINICSに切り替えましたが、自院の状況に合わせてシステムを選ぶべきです。無料試用期間を用意しているシステムもありますから、実際に使って比較してもいいでしょう。

とはいっても、シェアの大きさは、オンライン診療システムを選ぶうえで重要な要素です。

患者がオンライン診療システムを使う場合、スマートフォンやタブレット端末にアプリをダウンロードする必要があります。シェアの大きなオンライン診療システムなら、患者がすでにダウンロードし、存分に使いこなしている可能性は十分にあります。一方、マイナーなシステムの場合は、患者にアプリをダウンロードさせ、新たに操作方法を覚えてもらわなくてはなりません。

普段はＷｉｎｄｏｗｓを使っている人がＭａｃで作業すると、操作体系の違いにストレスを感じてしまうものです。

同様に、使い慣れていないオンライン診療システムを使うことは、患者にとってストレスです。そのため、多くの人がすでに使っているメジャーなシステムを使うほうが有利だといえます。

また、ＬＩＮＥドクターは新サービスですが、多くの人が使い慣れているＬＩＮＥアプリをそのまま使える点が長所で、条件次第では十分検討の余地があります。

なお、これらのオンライン診療システムはどれも、提供から間もないものばかりです。そのため、機能や使い勝手については日々改善されていきます。

また、利用料金についても変更される可能性が十分にあります。

そのため、「m3.com」、「MedPeer」、「CareNet.com」、「Medical Tribuneウェブ」

といった医療従事者向けポータルサイト・ニュースサイトに定期的にアクセスし、最新の情報を得るようにしましょう。

［第4章］

詳細な問診票を作成し、診断の効率を上げる

オンライン診療は〝3分〟を目指せ

診療を効率化してオンライン診療で収益を上げる

オンライン診療を始めなければ、クリニックに未来はないこと。そして、競合に先がけてこの分野に進出し、多くのファンを獲得してしまえば、売上を大きく伸ばせることはご理解いただけたでしょう。

ただし、オンライン診療にはいくつかのハードルがあります。最大のものが、診療時間が外来に比べてかかるという点です。通常の外来なら聴診器を当てるだけですぐ診断できる病気であっても、オンライン診療の場合はそうはいきません。カメラ越しの診察だけで判断材料を集めなければならないからです。そして、診療報酬が低いオンライン診療に時間をかけ過ぎたら、利益が上がるはずなどありません。

そこで役立つのが、私が実践している診察ノウハウです。

私の院では、平均して1日約200人の患者を診察しています。一番忙しい時期には、8時半から22時半くらいまでかけて350人以上を診察することもあります。その日は、1時間あたりの患者数は最低でも25人以上、これほどまでに効率の良い診察を行っているクリニックはめったにないのではと自負しています。

こうした診察を可能にしているのが、私の院独自の診察ノウハウです。このやり方を応用すれば、オンライン診療でも高効率な診察が可能になります。

余談ですが、開業当時、地元の医師会では「すずきこどもクリニックでは、1日の患者数が100人を超えたら、スタッフにボーナスを出しているらしい」という噂話が挙がっていたそうです。

でも実際は、患者数が200人を超えたら臨時ボーナスを出していました。一般の医師にとって「1日の患者数100人」はボーナス級の出来事なのかもしれませんが、私の院にとっては「当たり前以下」だったのです。

そして、効率の良い診察システムの確立に成功し、患者一人あたりの診察時間を最大

3分に抑えられるようになってからは、臨時ボーナスの支給もやめてしまいました。患者数200人が日常になってしまったからです。

医師の診察時間は最大3分

私の院では、医師である私の診察時間を、最大で3分以内に収めるようにしています。ちなみに、一人あたりの平均診察時間は2分半というところです。

これほどの短時間診察を可能にしているのが、看護師が行う綿密な問診です。私の院では、診断を下すために必要な情報の9割程度を、看護師が問診によって集めています。そして私は、問診で確認しきれなかった点のみを患者に質問し、診断を下す仕組みです。患者が診察室に入ってきたとき、私は「はい、看護師からお話は聞いております」と話します。これで導入が終わり、すぐに診察に入れるのです。

普通の医師は診察に入る前に、患者の症状などについて問いただしますが、私の院では看護師の問診で必要な情報をほとんど手に入れているため、追加質問の必要性が少ないのです。

診察中、私は看護師とほとんど目を合わせることがありません。患者を診察室に呼び込む際には、電子カルテで患者の情報を確認しながら、看護師に手で合図をするだけです。

また注射をするときは、後ろのほうに手を差し出すだけで、看護師が私の手の中にアルコール綿や注射器を手渡してくれます。注射時の手順は決まっていますから、看護師が事前に準備をしておくことで、作業時間を何十秒か短縮できるのです。

その間、私は患者の様子を観察したり、患者である子どもやその母親とコミュニケーションを取ったりすることに集中します。

例えば予防注射を打つときも看護師のほうはまったく見ず、子どもに「最近面白いアニメってあった?」「好きな食べ物は何?　ああ、唐揚げなら先生も好きだよ」などと話し掛けます。

こうすることで子どもを怖がらせることなく、スムーズに注射を終えられます。

また、ワクチンごとにシリンジや針の組み合わせの規則をつくっているため、誤注射も防止できます。

そして診察が終わりにさしかかると、私は紙のカルテに看護師への指示シールを貼ります。

例えば、熱が続き数日後に来院しなければならない患者の場合、「発熱が続く場合、○日後に再来院」と印字されたシールを貼るわけです。そして、このことを患者に説明し、日程を調整するのは看護師の役割です。

つまり、問診・診察や治療の準備・診察後の説明といった工程をすべて看護師に任せる体制を整えているため、私の診察時間は最小限に抑えられているのです。

シールをその場で書かず、事前に準備しているのも、時間短縮の工夫です。診察の最中に「発熱が続く場合、○日後に再来院」とカルテに書き込むと、それだけで十数秒がムダになります。

一方、事前に数十種類のシールを用意しておけば、それらをカルテに貼るだけで事足りるのです。なお、シールを使ったスタッフとのコミュニケーション術については、あとで詳述します。

また、医師が患者にたくさんのことを説明すると、時間がかかりますし、患者も覚えることが大変です。そこでもシールが有効なのです。私の院では、診察に関わる事柄だけを医師から患者に説明し、それ以外については看護師が口頭で説明しながらシールをお薬手帳などに貼るなどして、分かりやすく伝えようとしています。

なお、オンライン診療の場合は、シールを併用して分かりやすく伝えるというやり方が使えません。

ただし、オンライン診療では「画面キャプチャー」が使えます。当院ではシールを画面上に出し、患者に画面キャプチャーをしてもらうことで代えています。

なお、原則、医師、患者ともに録画は禁止されています。

顧客満足度を高めるため趣味や好みをメモ

「診療時間は最大で3分」と聞くと、そんなやり方で患者から不満は出ないのかといぶかる人もいるでしょう。

しかし、いくつかの工夫を施すことで、私の院では患者の満足度を十分に高められています。

工夫の1つ目は、患者の待ち時間を極力短くすることです。体調が悪いなか、医療機関のロビーで長時間待っていることは、患者にとって本当につらいもの。

そこで私の院では、患者から予約電話が入ったら、その場で看護師が問診を行っています。こうすることで、患者が来院したらすぐ診察に入れる状況をつくり、待ち時間を最小限で済むようにしているのです。

テーマパークで3時間も待って乗ったアトラクションがほどほどの楽しさ止まりだったら、かなりの人が腹を立てます。

一方、待ち時間が10分だけだったら、ほとんどが「ああ、良かった」と満足します。医療機関でも同じで、待ち時間が短いほど診療への満足度は高まります。

2つ目の工夫は、患者とのコミュニケーションの質を高めることです。

私は患者と接するとき、服装や容姿、女性の場合はメイクなどについてしっかりと観察するようにしています。

例えばラガーシャツを着ている男の子が来院したら、「ラグビーが好きなの？　私も学生時代にラグビーをやっていたんだよ」などと話をして絆を深めるのです。

また、保険証を見て話題を振ることもあります。学校の教職員や地方自治体の職員のように保険証を見るだけで保護者の職業が分かったら、そこから話を展開していくのです。

そして、こうして得た情報は欠かさずメモしておくようにします。

慢性疾患で何度も診療を行った患者のことをまったく覚えておらず、「今日はどこが

私の院で実際に使用している電子カルテ（メモ欄を活用する）

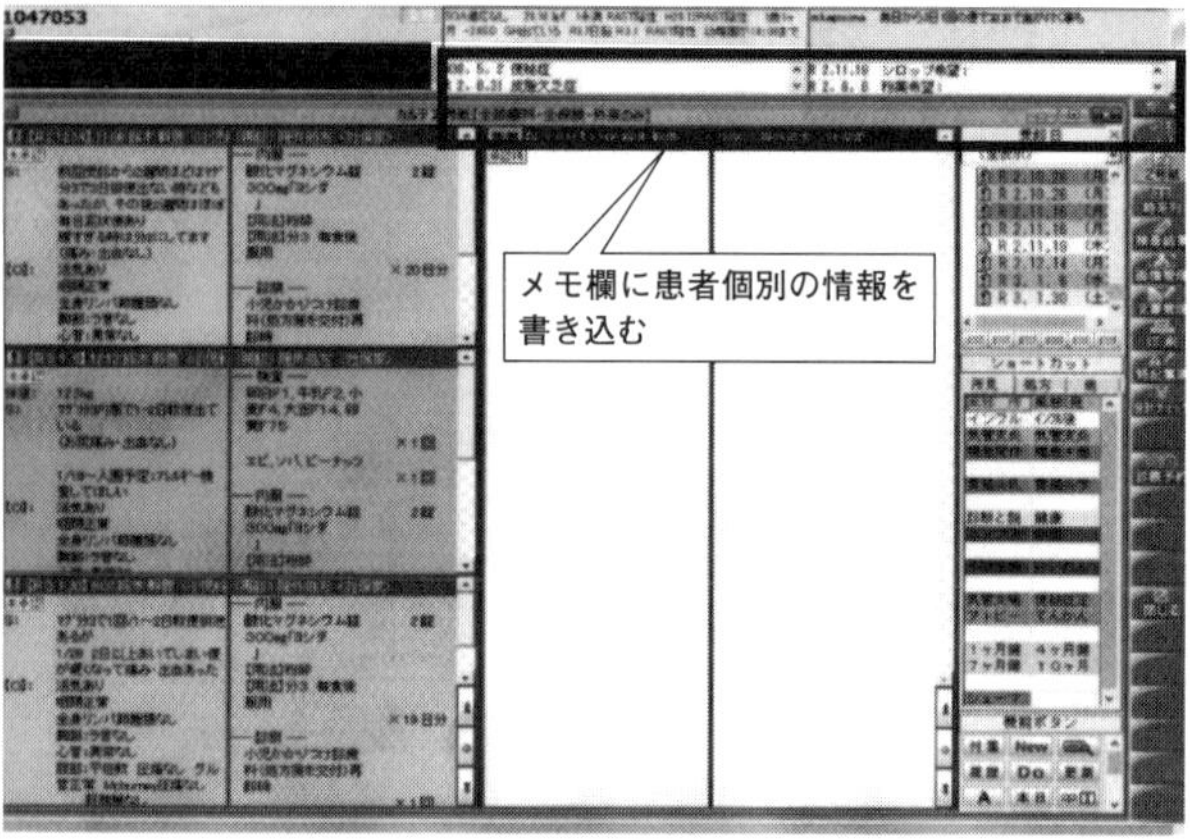

悪いのですか？」などと聞いてしまったら最悪です。

また、例えば錠剤を飲むことが苦手な子どもに、新たに錠剤を処方するなどもNG。こうした対応をすると、患者は「この医者は私のことなどまったく覚えていない」と腹を立て、別の医療機関に流出してしまいます。

一方、雑談のなかで相手の趣味や好みなどを聞き、それをきちんとメモしておいたら、次の診療の際に「○○さん、お子さんはアニメの××が好きでしたね。春に始まった新シリーズは楽しいのですか？」などと話し掛けることができます。

また、相手が求める前に「○○ちゃんはイチゴ味が好きでしたね。今日も、イチゴ味の薬を出しておきましょう」「○○くん、今日は気管支拡張用のテープはいりませんか?」などと先んじて提案できるのです。

すると患者は「この先生は私のことを大切にしてくれる」と感じ、医師への信頼を深めてクリニックの常連になります。こうした心掛けは、外来診療、オンライン診療にかかわらず大切です。

私の院の電子カルテには、雑談のなかから拾ったキーワードを記入するメモ欄があります。病名や処方についてはコピー&ペーストで事足りますが、こうしたキーワードだけはきちんとメモしましょう。

ただし、こうしたメモを残していることを患者に悟られては絶対にいけません。

そして3つ目の工夫が、「患者を安心して帰す」ことです。

これは私の信念ですが、患者を不安な気持ちのまま帰宅させるのは、医師として正しくないことだと考えています。

そこで、患者さんに説明する際には、決して言いよどんだりせず、できるだけ言い切ることを心掛けています。そのためには、日頃から知識を貪欲に吸収して、確信を持って言い切れるだけのバックボーンを身につけておかなくてはなりません。

こうして患者と信頼関係を築ければ、リピーターを増やしやすくなります。また、治療効果も高まるものです。

看護師の問診方法とは

私の院では看護師の問診のため、特定の問診票や「シナリオ」は用意していません。また、質問項目数は他院とそれほど変わらないはずですが、質問と記録のやり方はかなりユニークです。

患者にまず確認するのは、どんな症状がいつから表れているかという点です。

例えば発熱を訴える患者の場合、熱がいつからどの程度上がったのかを必ず聞き取ります。また、看護師には「昨日から熱が出た」ではなく、「○月○日の何時頃から熱が出た」と書かせるようにしています。「昨日」「一昨日」という表現だと、直感的に理解しづらいし、正確性にも欠けるからです。

続いて、症状に合わせて掘り下げる質問を行っていきます。

嘔吐をしている患者なら、いつ、何回くらい、どんなものを吐いたか。下痢や腹痛はないかを聞いていくわけです。

このとき大切にしているのが、症状をできるだけ具体的に書かせること。問診票を使うと、この点がおろそかになりがちです。

例えば嘔吐をした患者の場合、嘔吐の欄にチェックを入れ、それで記録を終えてしまうのです。このような「看護師の思考停止」を避けるため、私はあえて問診票を使わないようにしています。

また、看護師に「起きていない症状」についてしっかり確認させることも必要です。

私の院では、例えば主訴が嘔吐だった場合、「咳を『していない』」、「腹痛が『起きてい

私の院の看護師が実際に作成した問診メモ

透明の鼻汁あり
鼻詰まりあり
顔を掻いている。
（発熱・くしゃみなし）
（目の痒みなし）
（膿性鼻汁なし）
（湿疹なし）
※花粉症ではないか心配。

ない』」、「下痢を『していない』」、「血便が『出ていない』」などについても質問させ、カルテに記入するよう指導しています。

問診票の嘔吐の項目にチェックが入っていて、咳や腹痛、下痢、血便などの項目に○も×もついていない場合、医師は正しい判断を下せません。

例えば胃腸炎で嘔吐した可能性もありますし、咳が原因で吐いてしまったのかもしれません。

一方、咳も頭痛も血便もない、と問診票に明記されていれば、おそらく胃腸炎だろうと判断がつきます。だから、「起きていない症状」の確認が何より大事なのです。

看護師にとって、問診で聞かなければならない項目は、診療科によってある程度固まっています。

一方、「起きていない症状」については盲点になりやすいため、普段から看護師への意識付けが大切です。

子どもや高齢者の患者は、自分の体調を上手に説明できないケースが多々あります。また、症状はよく分からないが、とにかく体調に問題がありそうだという状況も珍しくありません。こうしたとき看護師には、患者の話したことを脚色なしに記録することを求めています。

例えば、「子どもが幼稚園のお昼寝からなかなか起きて来ず、その後もぐったりしていて元気がない」などのように、相手の話を聞いたままで書くのです。そしてこうした患者に対しては、私自身がいつもより長い時間をかけ、じっくり話をしながら治療を行います。

患者のコミュニケーションスキルなどに問題があって病状をうまく説明できない場合は、診察に時間をかけたり、何度も問診したりすれば正しい診察結果を導き出すことができます。

一方、やっかいなのが「よく分からないが、とにかく体調が悪い」という訴えの背後に重大な病気が潜んでいるケースです。この場合は、真の原因を見つけるために医師の

私の院の看護師が実際に作成した問診メモ

1/28 泥状便少量 7-8回
1/29 水様便少量 20-30回
1/30 水様便・プツプツした便少量 5回
11時 KT 38.9℃
（咳・鼻汁・発熱・嘔吐なし）
（食欲・活気あり）
（普段：ミルク 200ml × 3回／日. 離乳食 3回）

「眼力」が求められます。

患者の真の受診理由が何かはっきりさせることもおろそかにできません。

例えば、咳と鼻水、発熱を訴えて来院し、回復しなかったら3日後にもう一度来るように伝えた患者が、その翌日にもう一度来院したとします。この場合、看護師は患者に、なぜ3日後ではなく今日来たのかを確認しなければなりません。看護師が、「高熱が続くので心配になった」という事情を患者から聞き出していれば、医師は「それは心配でしたね。薬を出しますので安心してください」などと相手の心に寄り添った対応ができます。

一方、患者の事情をきちんと聞き取れていなかったら、医師は「3日後に来院するはずだったのに、どうして来たんですか?」と質問する羽目になり、患者をがっかりさせてしまいます。

患者は医師に「正しい診断」だけではなく、「共感」も求めています。その思いに寄り添うためにも、問診による事前のデータ収集が大切なのです。

看護師による問診では、普段使っている薬の種類や剤形も確認させます。

そして、看護師レベルで疑問に感じた点が少しでもあったら、きちんと患者に質問してその理由を明らかにさせます。

例えば患者のなかに、普段はシロップ剤を飲んでいるが、今回は解熱剤だけ粉薬にしたいと希望する人がいたとします。もし、その理由が問診メモに書かれていなかったら、私はカルテ内容との矛盾を感じて患者に質問しなければならないでしょう。その時間は明らかにムダです。

私の院の看護師には、私が診療現場で抱く疑問を最小限に抑えるため、高い質問力と判断力を兼ね備える必要があります。


まとめますと、私の院での問診手順は次のとおりです。

（1）患者の症状を聞く

（2）さまざまな症状のなかでどれが主訴か確認する
（3）それぞれの症状について、いつから発生しているか聞く
（4）それぞれの症状について、頻度や重症度がどの程度かできるだけ具体的に聞く
（5）「起きていない症状」について確認する
（6）普段使っている薬の種類や剤形を聞く

新人看護師には、こうした流れを頭に入れさせ、何度もトレーニングを行ってヒアリング力を高めるよう指導しています。

スタッフの「接遇力」向上にも力を入れるべし

ところで、患者は看護師に何を求めるでしょうか。それは「心地良い接遇」です。そこで私の院では、看護師に対して一流ホテル並みの接遇力を身につけさせています。

例えば、発熱患者を一般の患者から隔離するため、裏口から入らせるようにしていま

す。このとき、看護師が「裏から入ってください『ね』」などと上から目線で患者に伝えるのは最悪です。患者は思わず、ムッとしてしまうに違いありません。「熱がある場合は裏口からお入りください『ませ』」と、きちんとした丁寧語で話さなければなりません。私は、看護師が患者に「～ね」と話しているのを聞いたら、すぐに注意をするようにしています。

新人看護師向け研修の初日は、丸一日かけて接遇のトレーニングだけを行います。指導役は、説明力の高い事務スタッフです。研修期間中は、その人にとって本来の仕事である事務仕事を一定程度免除する仕組みになっています。

そしてトレーニングを1カ月程度受ければ、新人看護師でも正しい言葉遣いを身につけられるようになります。

医療関係者のなかには、看護師の接遇力を高めて患者の満足度を高める私のやり方に対して異を唱える方もいらっしゃいます。「医は仁術」で、決してサービス業ではないというわけです。

私はそうした人々を決して否定はしません。医学に対してはいろいろな考え方があってしかるべきで、私のやり方が唯一の正解ではないと思います。

ただ、「患者をきちんと治療していれば、言葉遣いや態度などどうでもいいだろう」という考え方には、あまり賛成できません。

患者からすれば、「腕はいいが言葉遣いや態度が悪く、診察を受けていると気分を害する医師」より、「腕はいいし言葉遣いや態度も丁寧で、安心して診察を受けられる医師」のほうがいいに決まっています。診察態度があまりにひどいままだと、そのうち、多くの患者に逃げられてしまいます。クリニックは、ほかにもたくさんあるからです。そうして患者数が減ると、自分のやりたい医療は提供できなくなりますし、多くの人に役立つことも不可能です。それは、医師にとって大きな損失だと思うのです。

広く医療を提供してたくさんの人を幸せにする。その目的を果たすためには、接遇にも力を入れるべきだというのが、私の信念です。

問診を担当する看護師の質問スキルを磨く

私の院の診察システムでは、看護師の問診が大きなカギとなります。問診の段階で聞き漏らしが発生すると、私の診察時に確認すべき事柄が増え、患者一人あたりの診察時間が延びてしまうからです。

私の院の新人看護師は2カ月間にわたって研修を受けます。最初の1カ月間は接遇のトレーニングをしながら、ベテラン看護師に同行して彼らの問診のやり方を学ぶ期間です。次の1カ月では自ら問診を担当するようになりますが、このとき、新人看護師には問診結果を記したメモに名前を書かせています。

もし問診内容に不足があれば、すぐに呼び出して「~の情報が足りないと、私は~という間違った診断を下してしまうかもしれないよ。きちんと確認しなさい」と厳しく指導します。同じ間違いを繰り返す看護師もいますが、2回か3回指導したら、だいたいの人がきちんと覚えて間違わないようになります。

このとき注意したいのが、ミスの責任が誰にあるのか明確にすることです。

私の院では、問診を担当した看護師とは別の看護師が問診内容をダブルチェックし、間違いが起きる危険性を最小限に抑えていますが、それでもミスが起きることもあります。その際には、2人の看護師を同時に呼び出し、責任の所在がどちらにあるかはっきりさせます。そうすることで、ミスをした人は「もう二度と同じ失敗はするまい」と心に刻むのです。

一方、医師である私がミスをすることももちろんあります。そのときはうやむやにせず、看護師などにきちんと謝ります。責任の所在を明らかにし、きちんと反省して次に活かすことが、クリニック運営の鉄則の一つです。

ほかの医療機関で長く経験を積んだ看護師なら、研修期間は2カ月も必要ありません。問診の勘所をつかみ、2週間程度で研修を終えるケースもあります。

一方、看護学校を卒業したばかりの若手でも、2カ月間あれば十分に問診をこなせるようになります。

ただし、看護師の問診スキルは常に磨く必要があります。そこで私の院では、問診スキルを高めるための勉強会を、週1回のペースで開催しています。

また、問診に不備を見つけたら、ベテラン看護師であってもすぐに呼び出して細かく指導します。私の院の看護師は、誰もが20回か30回くらいは、私から指導を受けた経験があるのではないでしょうか。

看護師のキャラクターによって、問診内容には多少のブレが生じます。

そこで、看護師のタイプによって対応のやり方を変えるのは良い方法です。

看護師のキャラクターを、「慎重―おおざっぱ」「マルチタスク可能―シングルタスクのみ」という2軸で考えてみます。慎重派の看護師はどんなにベテランになっても、仕事のなかで疑問点があると、その都度私に確認を求めます。

一方、ときおり問診内容に漏れを起こしたり、誤字脱字が多いおおざっぱな性格の看護師もいます。

こうして指導を行った結果、私の院の看護師は通常の枠を超えた質問スキルを兼ね備えるようになります。

高い問診力を身につけた看護師は非常に貴重な人材で、流出するとクリニックに大きなダメージを与えます。再び求人広告を出して採用活動を行い、教育を施し、一人前に育て上げるまでにはそれなりの期間が必要ですし、余計な手間や時間がかかってしまいます。そこで私は、看護師の待遇を他院より高くして優秀な人材を引き留めています。

私の院では、新卒の准看護師が月30万円、ベテランの准看護師は40万円以上の収入を得ています。また、事務スタッフの初任給も約25万円と、他院に比べてかなり高額に設定されています。

私の院のスタッフは忙しいし、高い能力や創意工夫を求められます。その代わりに、他院の1・5倍ほどもある給与額を受け取っています。優秀な人を確保するために一番

看護師のキャラクターマトリックス

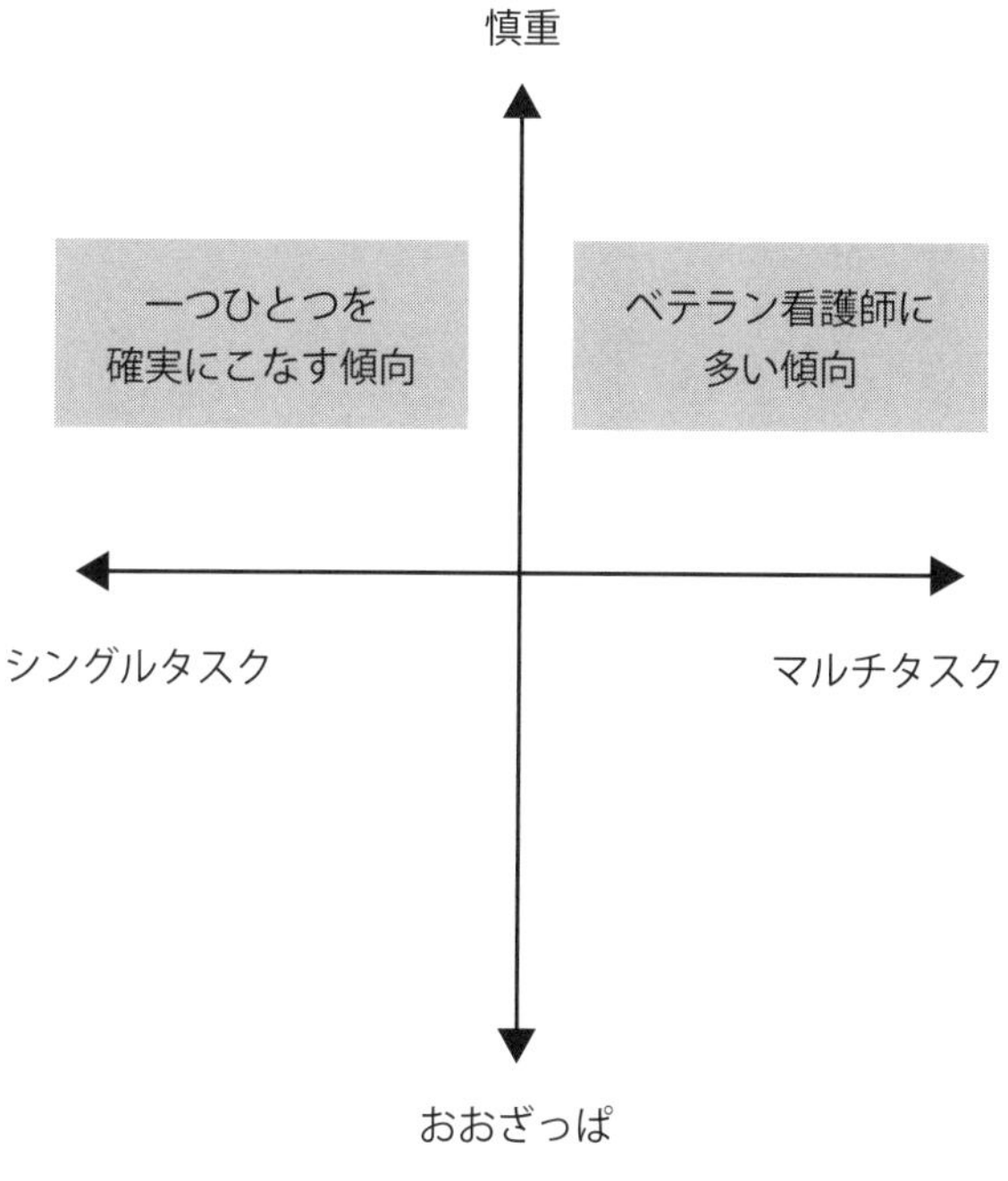

有効なのは、やはりお金なのです。

工夫次第でオンライン問診の精度は高められる

オンライン診療では、触診や聴診を行うことはできません。また、レントゲン撮影や尿検査、血液検査なども不可能です。

私は触診や聴診など患者と直接触れあうことで得られる情報量が、全体の8割程度を占めると考えています。オンライン診療の場合はこれらの判断材料が得られないのですから、医師が不安になる気持ちはよく分かります。

ただし、やり方を工夫すれば、こうした欠点もある程度はカバーできます。

例えば、私の院では胸の聴診を行う代わりに、患者自身の胸に手を当ててもらって音の響き方を確認してもらっています。

また、心臓に持病があるなど定期的に聴診が必要で、かつ、長期間にわたってオンライン診療を行う予定の患者であれば、リモートで聴診できる機器をクリニックから貸す手もあります。患者やその家族の協力を得ることで、画面越しのコミュニケーションを超えた情報を得ることも可能なのです。

また、看護師の問診時間も通常より長くかけるべきです。私の院では外来患者の問診に平均1分程度の時間を費やしていますが、オンライン診療の場合はより詳しい情報を聞き出すため、2分程度はかけてヒアリングしています。

カルテにシールを貼るなど、アナログな手法を使いこなす

ここ数年で、カルテの電子化が進みました。厚生労働省の「電子カルテシステム等の普及状況の推移」によれば、2008年における一般診療所の電子カルテシステム導入率は14・7％だったのに対し、2017年には41・6％に上昇しています。

しかし私は、今も紙のカルテを電子カルテと併用しています。そのほうが、スタッフ

との伝達効率を高められるからです。

例えば、ある患者にインフルエンザの疑いありと判断した場合、私はカルテに「インフルエンザ」というシールを貼ります。するとと私の後ろに位置している看護師は、シールを見た瞬間、すぐにインフルエンザの検査キットを準備します。そして私が患者にインフルエンザの検査をすると伝えるときには、すでに検査が始められる状態になっています。

ものづくりの現場では、ムダを省いて業務効率をさらに高めるために「カイゼン活動」を行います。その一環で、前の工程が遅れてスタッフが手持ちぶさたな状態になる「手待ち」、作業と作業の間に空き時間ができる「手すき」、いったん進んだ工程を後戻りさせる「手戻り」、予定どおりの製品がつくれず修正する「手直し」といったムダを極限まで減らすための工夫をするのです。

こうした考え方を取り入れることは、医療現場にも必要だと私は考えています。旧来

電子カルテシステム等の普及状況の推移

	一般病院	病床規模別			一般診療所
		400床以上	200～399床	200床未満	
平成20年	14.2%（1,092／7,714）	38.8%（279／720）	22.7%（313／1,380）	8.9%（500／5,614）	14.7%（14,602／99,083）
平成23年	21.9%（1,620／7,410）	57.3%（401／700）	33.4%（440／1,317）	14.4%（779／5,393）	21.1%（20,797／98,004）
平成26年	34.2%（2,542／7,426）	77.5%（550／710）	50.9%（682／1,340）	24.4%（1,310／5,376）	35.0%（35,178／100,461）
平成29年	46.7%（3,432／7,353）	85.4%（603／706）	64.9%（864／1,332）	37.0%（1,965／5,315）	41.6%（42,167／101,471）

出典：厚生労働省「電子カルテシステム等の普及状況の推移」

の手順に含まれていたムリ・ムダ・ムラを減らすことで、診察を効率化し、時間短縮につなげるのです。

古いやり方を無批判に受け入れず、より良い方法はないかと常に模索しましょう。そうして効率化が図れれば、クリニックの経営に寄与するだけでなく、スタッフのムダな動きが減って働きやすい職場がつくれたり、患者の待ち時間が減って満足度が高まったりするなどのプラスをもたらします。

電子カルテには、検索性の高さ、情報共有の容易さ、場所を取るカルテ棚が廃止できるなどたくさんのメリットがあります。

一方、局面によっては、電子カルテより紙カルテのほうが優れていることも多いのです。

シールを使った看護師・スタッフとのコミュニケーション術

それでは私の院の「紙カルテ＋シールによるコミュニケーション術」について、具体的に説明していきます。

１０１ページの写真は、事務スタッフの近くに用意されている「ワクチンシール」です。こちらは、事務スタッフから私と看護師に連絡をするために使っています。

事務スタッフはワクチン接種を希望する患者が来院すると、母子手帳を確認し、その子どもに接種しても大丈夫か確認します。

そして接種可能な場合は、カルテにワクチンシールを貼って診療室に持参するのです。看護師はシールを確認すると、接種スケジュールに問題がないことを確認後、シリンジにワクチンを充填。私自身も最終確認を行い、看護師から注射器を受け取って接種をします。

事務スタッフから看護師、医師（私）に伝達するためのワクチンシール（実物）

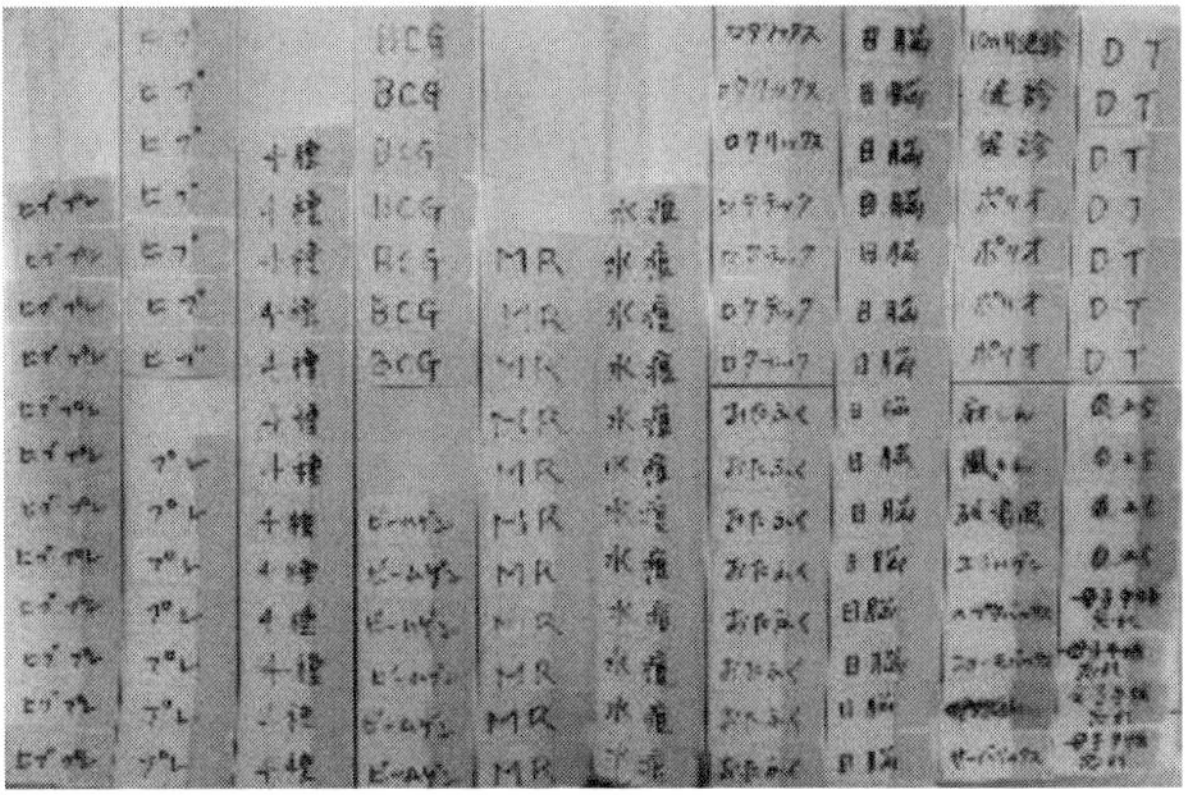

こうすることで、口頭やメモを使って連絡するよりもはるかに短時間で、ミスなくワクチンの接種を完了できます。

ワクチンは健康な人に接種するので、絶対に間違いが許されません。4種混合ワクチンの予防接種を希望した患者に誤ってヒブワクチンを打ってしまったら、言い訳はいっさいきかないのです。そこで、事務スタッフ、看護師、私でトリプルチェックを行い、万全を期しています。

私の院では、ヒブワクチンと肺炎球菌ワクチンの同時接種（ヒブプレ）、4種混合ワクチン、麻疹・風疹混合ワクチン

（MR）、日本脳炎ワクチンの希望者が多いため、これらのシールを多めに用意しています。

内科の場合は、風疹ワクチンや大人用の肺炎球菌ワクチン（ニューモバックス）などのシールをたくさんつくっておくと、業務効率を高められます。

ワクチン以外では、「母子手帳忘れ」のシール（101ページ写真内右下）も用意しています。母子手帳を忘れた患者が来院した場合、看護師は、接種日やワクチンのロットナンバーが記されたシールを作成し、あとで母子手帳に貼ってもらえるようにします。この作業を忘れないようにするため、シールを用意しているのです。

103ページの写真は、診察室の近くにあるボードです。ここに用意されているシールは、私から看護師に連絡するために使います。看護師への依頼内容は多岐にわたるため、ほとんどのシールはボードに1枚だけしか貼っていません。

ただし、同じシールは何枚も事前に用意しており、私があるシールをカルテに貼ったら、同じ種類のシールを看護師がボードに補充する仕組みになっています。

医師（私）と看護師間の伝達用シール（実物）

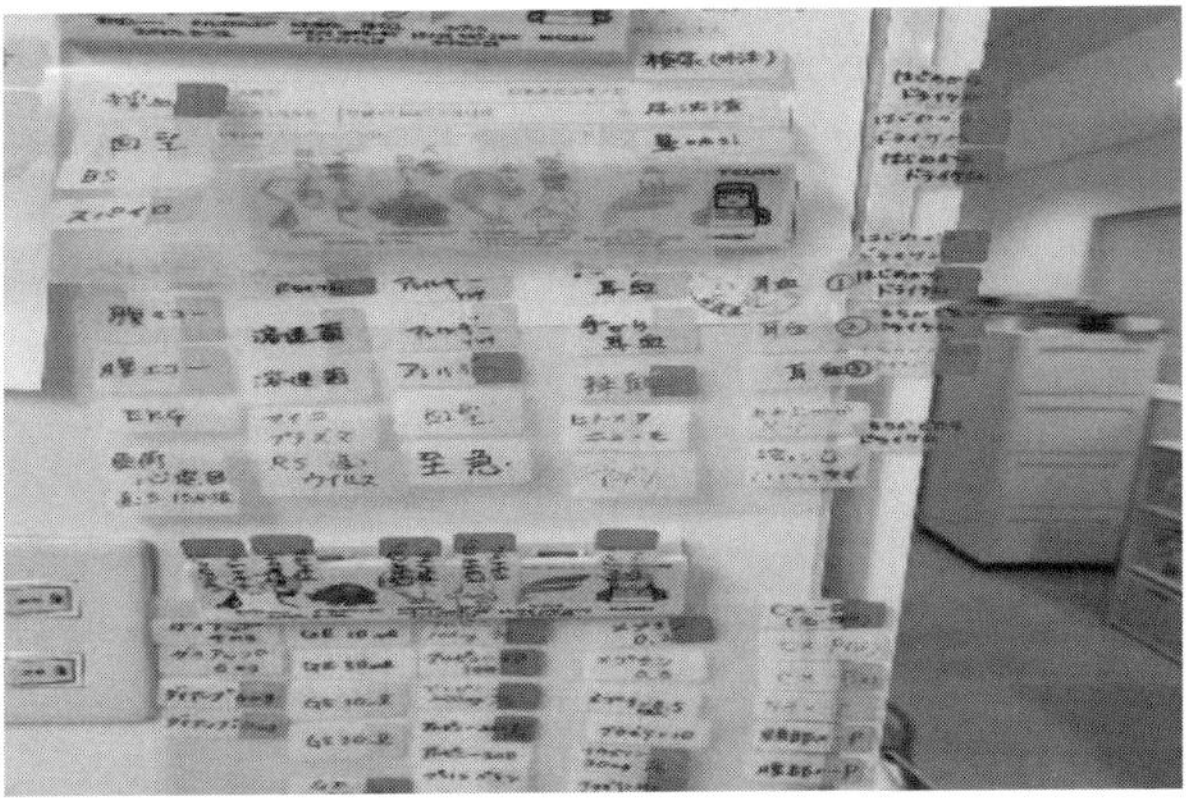

シールのなかには、「溶連菌」や「マイコプラズマ」などの病名も含まれています。これは私の院で迅速検査が可能な感染症で、私がこれらのシールをカルテに貼った瞬間に、看護師は検査の準備を行います。

104ページの写真は、ある患者に関する指示を8枚のシールでまとめた事例です。これらのシールは私が紙カルテに貼り、看護師に渡します。

そして看護師は「検尿と尿培のシールが貼られているから、この患者の検体は捨てず、きちんと培養に出さなければダメだな」などと確認して作業を行います。

医師（私）と看護師間の伝達用シール（実物）

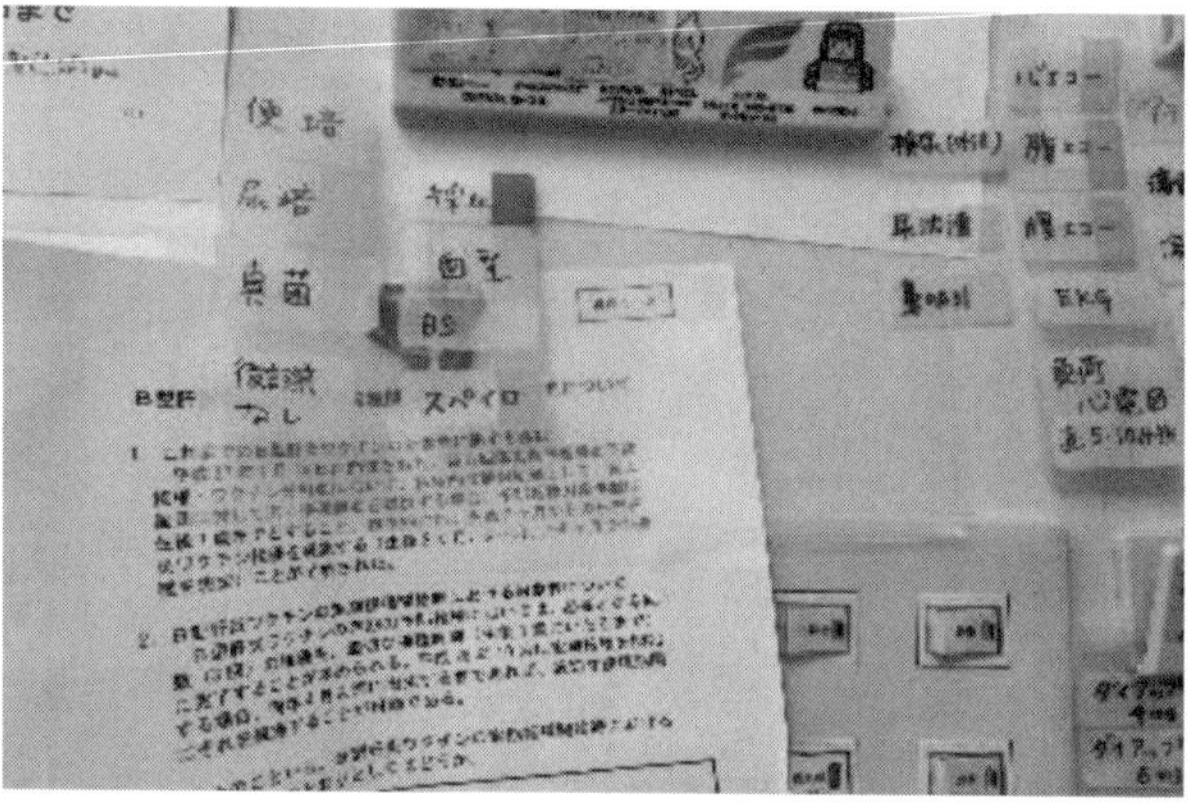

その後、カルテはシールが貼られたまま事務部門に届けられます。

そして事務スタッフは、「後診療なしのシールが貼られているから、会計が終わったら患者を帰宅させていいのだな」「スパイロのシールが貼られているから、『スパイログラフィー等検査』の保険点数を取らなければいけないいな」などと確認する流れです。

105ページの写真は、私の診察デスク上にあるモニターで、ここに貼られているシールは、私から事務スタッフへの連絡用です。「抗菌」とは小児抗菌薬適正使用支

医師（私）と看護師、事務スタッフ間の伝達用シール（実物）

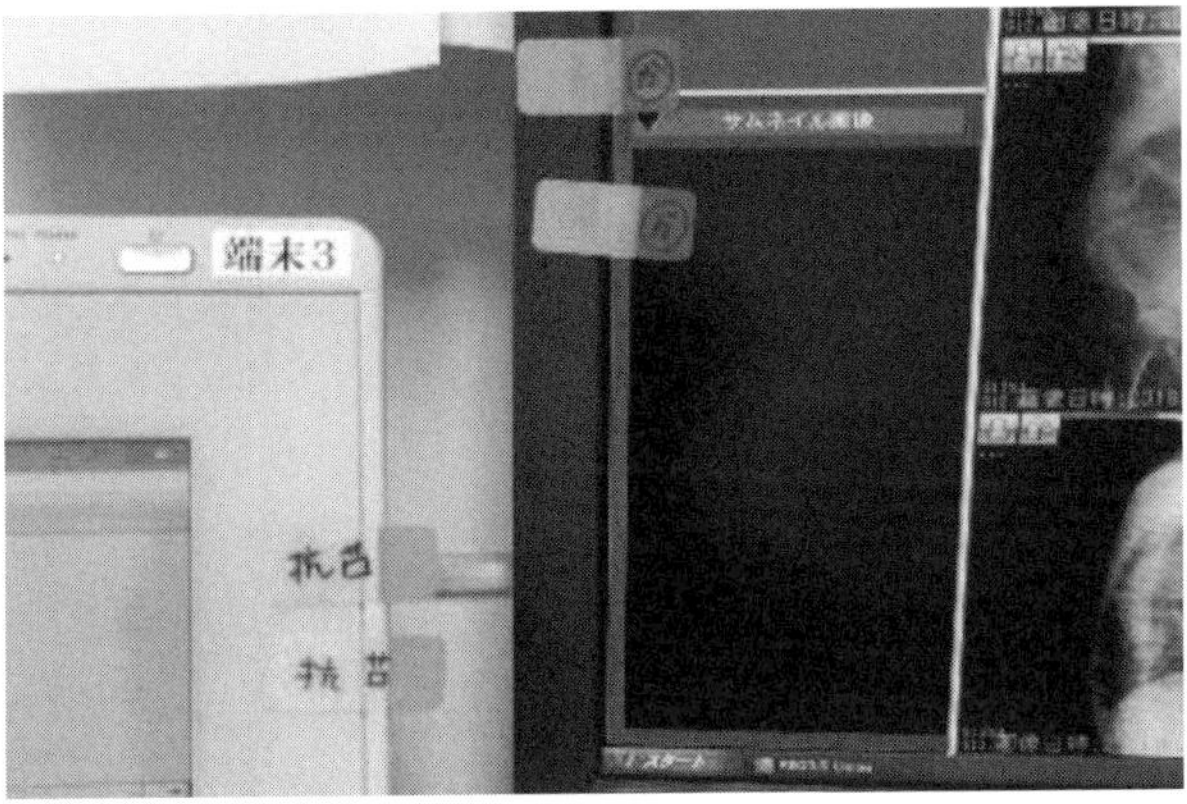

援加算を忘れずに取るよう伝えるもの、「(か)」とは小児かかりつけ診療料算定のための、かかりつけ同意書にサインしてくれる可能性が高い患者だということを伝えるものです。

シールを使ったコミュニケーションが職員の「手待ち時間」を減らす

私の院がシールを使ったコミュニケーションを行っている理由は、４つあります。

１つ目の理由は「手待ち時間の短縮」です。

例えば、溶連菌が流行している学校に通

う子どもが、発熱とのどの痛みを訴えて来院したとします。この場合、患者が溶連菌にかかっている可能性は極めて高いでしょう。

ところが一般の医療機関では、医師がその場で診察を行ったあとに看護師に溶連菌検査のオーダーを出し、看護師はそこから検査の準備を始めるというやり方を採ります。これでは、医師の指示を受けてから看護師が検査準備をするため、時間がムダになってしまいます。

一方私の院では、「学校で溶連菌が流行っている」という問診結果が書かれたカルテを見た瞬間、私がカルテに溶連菌のシールを貼ります。

すると、それを見た看護師はすぐに溶連菌検査の準備を始めるのです。

そして、私が患者に「溶連菌の検査をしてみましょうか」と案内するときには、すでに準備が終わって検査に入れる態勢ができています。

シールを使えば、看護師や事務スタッフとの連絡に費やす時間が大幅に短縮できます。

例えば看護師に「○○ちゃんは溶連菌の疑いが強いので、これから検査の準備をしてください」と伝えると数秒かかってしまいますが、シールを貼るだけなら1秒くらいしかかりません。その分、診療時間も短くなるのです。

2つ目の理由は、ミスの危険性を下げることです。口頭で指示を伝えようとすると、言い間違いや聞き間違いをすることがあり得ます。

一方、シールなら伝え間違いの危険性は小さくなります。

また、各シールには色分けがされていて、シールを貼る側も読む側も、「このシールは○○の指示だな」と直感的に理解できます。

このとき注意したいのが、シールの色分けです。

例えば、「心エコーや腹エコーなどの診察方法に関するシールは○色、溶連菌やマイコプラズマなどの病名は×色」などのようにカテゴリーごとに色分けをしようとすると、看護師が直感的に理解できずうまくいきません。「心エコーは○色、腹エコーは×色、心電図は△色」のように、同カテゴリー内で色分けをするほうが分かりやすいです。

3つ目の理由が、患者とのコミュニケーションに注力できることです。カルテにス

医師（私）が効率的に検査器具を受け取る様子

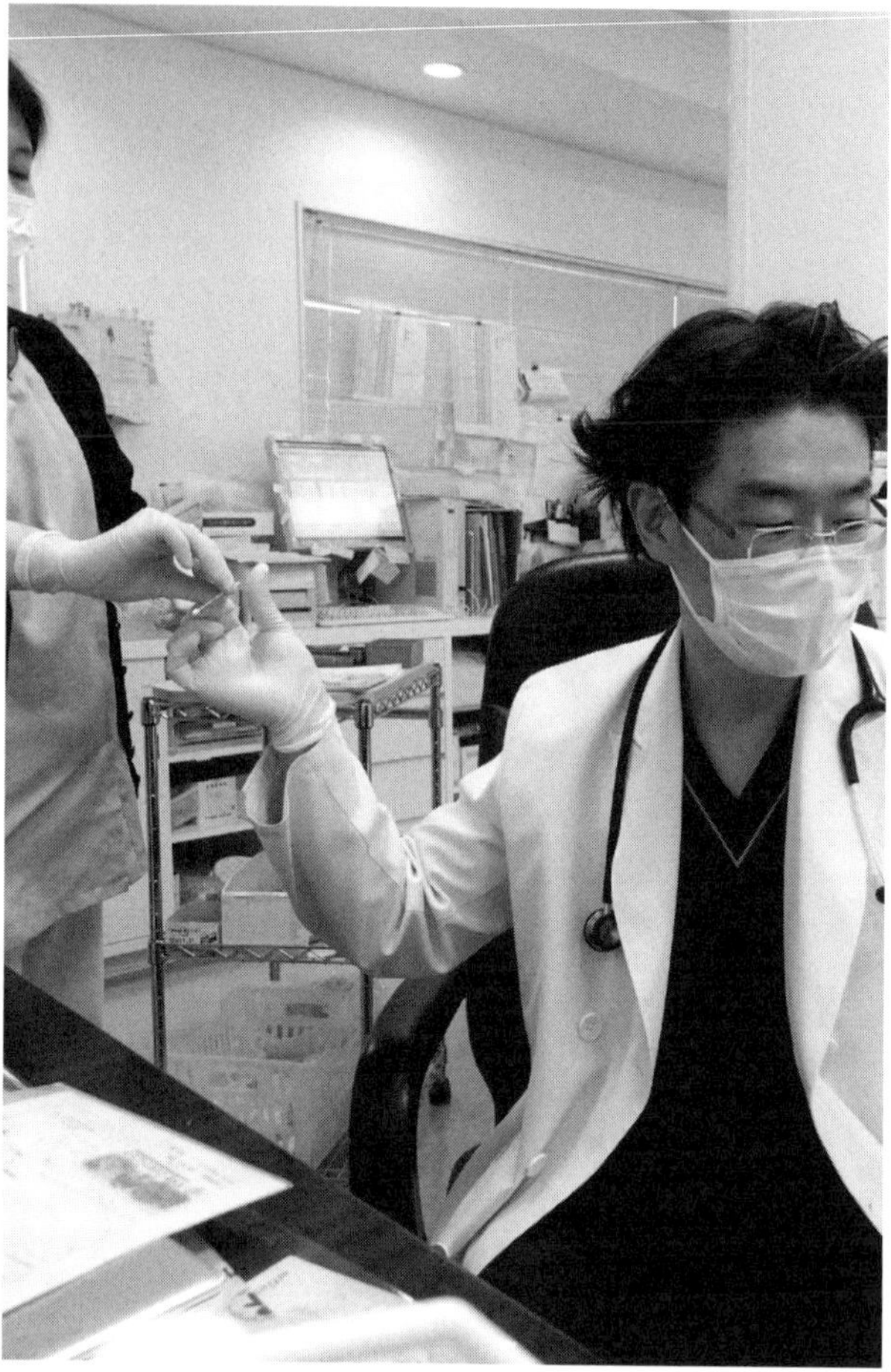

タッフへの指示などを書き込むときは患者から目が離れますし、看護師に口頭で連絡するとき、同時に患者に話し掛けることはできません。

しかしシールを使えば、患者に話し掛けながら看護師・スタッフに指示を出すことができるのです。

私は治療中、常に患者かカルテのいずれかを見ています。指示を出したり治療器具や注射器などを受け取ったりするときも看護師は見ず、患者に話し掛けたり様子を観察したりすることに集中しています。看護師に指示を出す時間を最小限に抑え、その分を患者に振り分けることが私の基本方針です。私の一人あたり治療時間は平均2分半と短いのですが、患者とのコミュニケーション密度は濃いため、多くの人から好評を博しています。

そして4つ目の理由が、患者に聞かれたくないことを、看護師やスタッフだけに伝えられることです。

例えば、自院をかかりつけ医にしてくれそうな患者がいた場合、事務スタッフが小児かかりつけ医の制度について説明し、患者から承諾書をもらう必要があります。

でも、患者が目の前にいる状態で「この人からかかりつけ医の承諾書をもらって」などと伝えるのは、いかにもいやらしい印象を与えます。

そこで私の院では、前述の「(か) シール」をカルテに貼ることで伝達をすることにしています。

診療内容をすべて記録に残そう

オンライン診療では医療機関側、患者側ともに、相手の承諾なしに映像を記録することが禁じられています。ただし、患者側が診療の様子を録画する可能性は十分に考えられます。

そして、オンライン診療でなんらかの問題が発生した際に、その映像が証拠として持ち出されることもあり得ます。

こうしたトラブルを未然に防ぐため、診療内容はできるだけ記録するようにしましょ

私の院で実際に使用している電子カルテ（メモ欄を活用する）

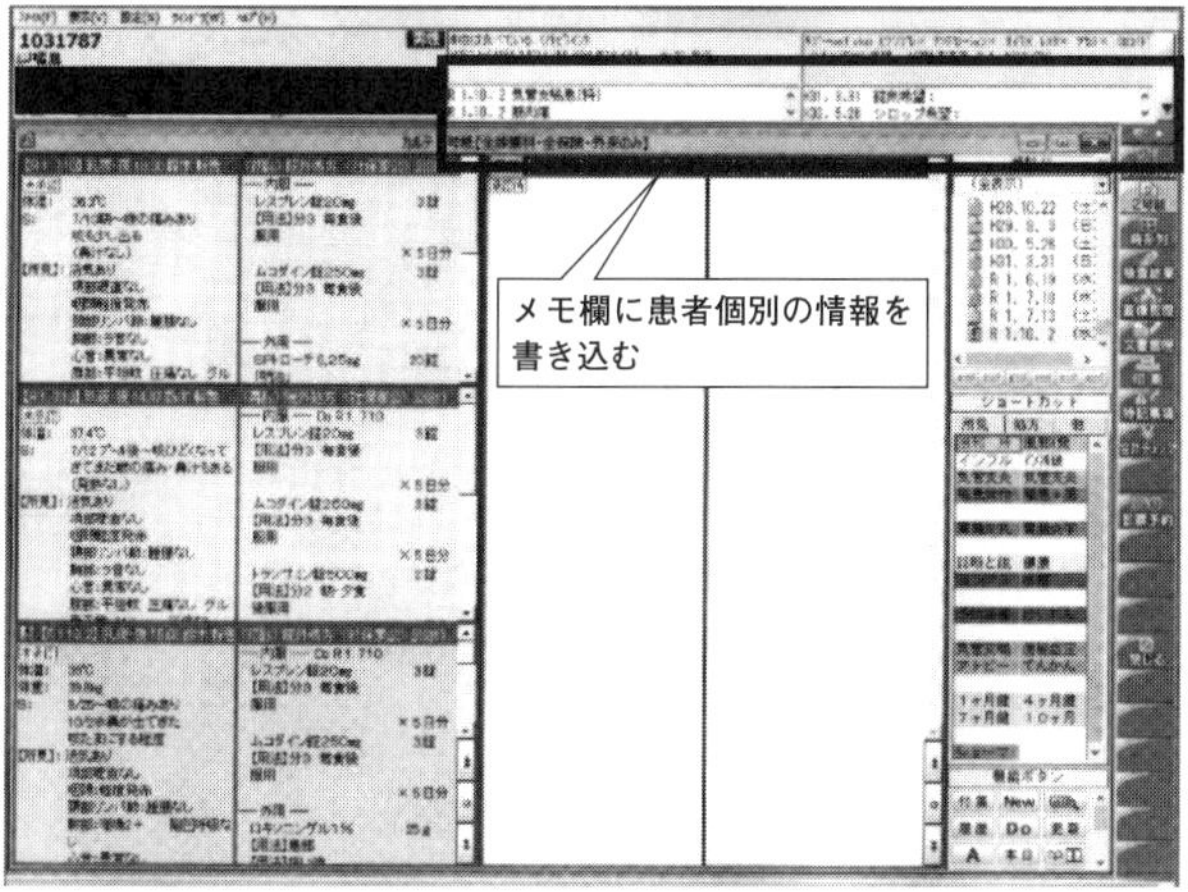
1031787
メモ欄に患者個別の情報を書き込む

う。もちろん、会話内容をすべて記録する必要はありません。診療時に交わされる可能性のあるやり取りをテンプレートとしてまとめておき、きちんと説明をしたら丸印を付けるなどの手法で効率よく処理するのがいいでしょう。

記録すべきなのは診療内容だけではありません。前述のとおり、患者と交わした世間話や趣味の話などについても書き留めておきましょう。

なお、こうした情報はカルテの2号紙部分に記録すると、時間の経過とともに流れてしまい、あとで目に触れることがなくなります。

そこで、これらは電子カルテのメモ機能の部分に記入しておきましょう。

また、私はメモ欄に、予防接種のスケジュールなども書き込みます。例えば、年齢的に日本脳炎の接種期限が迫っている患者がいたら、メモ欄に記入しておき、診察の際に「そろそろ日本脳炎の接種をしなければいけませんね」と伝えるのです。こうすることで患者は接種漏れを防ぐことができますし、私たちとしても、ほかの病院で接種されて機会損失をする危険性を避けることができます。

ところで、オンライン診療の患者は外来患者に比べ、医師の印象に残りづらいものです。『人は見た目が9割』というベストセラーがありますが、人間は視覚を使って他者を記憶する傾向が強いものです。

ところがオンライン診療では、患者の姿は狭い画面の中にしかありませんから、どうしても覚えるのが難しいといえます。

それでも医師は、診療した患者の情報をきちんと覚えておかなければなりません。そのためには、やはり会話内容をしっかり記録しておくことが大切なのです。

医師が待たず患者を待たせる仕組みづくり

オンライン診療の予約システムでは、「医師ではなく患者が待つ仕組み」を構築することが重要です。

仮に患者に対し、「10時から診察を開始する」と指定したとします。もし、医師が約束の時間に間に合わなければ患者からはクレームが寄せられるため、医師は10時までにオンライン診療システムに入る必要があります。

ところが、患者のなかには約束を守らない人がたくさんいますし、ひどいときには連絡もなく診察をすっぽかす人すらいます。その場合は、医師の側がずっと待たされる羽目になるわけです。クリニックのなかで最も時給が高いのは、いうまでもなく医師です。その医師が時間を空費してしまうのは、クリニックの経営にとって大きなマイナスです。

そこで複数の患者に対し、「あなたは○時○分から○時○分までの間に診察する」というやり方を採りましょう。これなら、医師が患者の都合に合わせて待つことはなくなります。また、患者側もそれほど大きな不満をもちません。
なぜなら、オンライン診療の場合、患者は自宅などで待機しているため、テレビを見たりスマホを操作したりしながら診察時間を待つことができるからです。

私の院ではオンライン診療を15分ずつの時間帯に分け、それぞれに3人ずつ患者を入れるようにしています。こうすれば、患者の待ち時間は最小限に抑えることができますし、患者の遅刻などで医師が待ちぼうけを食らわされるリスクもほとんどなくなります。

看護師のモチベーションを高める仕組みづくりを

私の院では、看護師や事務スタッフが自主的に業務改善に取り組み、新たなやり方を導入するケースが多々あります。なぜ彼らが主体的に工夫をするかというと、担当する仕事が終わったら、すぐに帰れる仕組みにしているからです。

私の院の診療時間は、月・水・木・金・土曜日は9～12時と14～19時、日曜日は9～

12時です。多くの患者が集まる日は午後診が延び、22時半頃まで休みなしで診療を行うケースもあります。スタッフは当然のことですが、遅くまで働くことを嫌います。そこで、1分でも早く仕事を終えるために知恵を絞るわけです。

前述のとおり、私の院では新人看護師に最長2カ月間の研修を行っていますが、このときに指導者役を務めるのはベテラン看護師です。新人看護師の成長が遅いと、ベテラン看護師はその指導のためにずっと忙殺されます。

逆に、新人がいち早く戦力になれば、指導の仕事から解放されるだけでなく、通常業務に戻ってからの仕事量も減るわけです。ですからこの分野でも、「仕事を早く終えて帰りたい」という気持ちが、看護師のモチベーションを高めています。

私はスタッフに対し、「空き時間ができたら、そのときにできる作業を見つけなさい」「新人看護師を上手に教育して、早く一人前にしなさい」などと指導することはありません。そういった管理方法を採ると、スタッフから反発されたり、かえって仕事へのモチベーションを下げたりする危険性があるからです。

そうではなく、スタッフが自ら仕事に取り組むような仕組みを工夫することが大切なのです。

［第5章］

ドクターブランディングで
圧倒的な集患を実現――
オンライン診療で選ばれる医師となれ

経営力のない医師が淘汰される時代

医師が診察をこなすだけで高収入を得られる時代は、すでに終わりました。これからは、創意工夫をこらし一生懸命に集患を行わなければ、「下流医師」に転落する危険性が大きくなります。

そんな未来の医師にとって何より欠かせないのは、「経営力」です。

現代日本では、医師がお金について語ることをよしとしない風潮があります。「医は仁術」という言葉のとおり、金銭を追求したりせず、患者を全力で診察することが大事だというのです。

しかし私は、こうした考え方に賛成できません。私自身も、患者は大切にすべきだと信じています。

ただ、患者のために全力を注ぐことと利益向上を目指すことは、必ずしも矛盾しないと思うのです。

クリニックの経営状態が悪化すれば、スタッフの待遇悪化や解雇などの恐れが高まります。当然、スタッフにはつらい思いをさせますし、医療の質も下がって患者に迷惑も掛けてしまいます。

また、万が一クリニックが倒産や廃業に追い込まれたら、地域の医療体制にも悪影響を与えます。患者のために尽くしながら、同時に、経営についても真剣に考える。それが、これからのクリニックにとって必須の態度です。

医師の知的水準は高いため、医師が開業する際にはその頭脳を働かせてきちんと利益を上げられるか検討するものです。

ところが、ほとんどの医師には経営力が欠けているため、ピントのぼけた分析をしがちです。

その結果、人通りはそれなりに多いが、高齢者ばかりで子どもが少ない地域に小児科医院を開業するなどの失敗をしてしまいます。

医師のなかには市場や競合の分析、マーケティングなどを「医療コンサルタント」などに任せる人もいます。経営に関する部分は外部の専門家に任せ、自らの限られたリソースを医学などに注ぐという考え方は、決して間違っていません。

ただし、実力のある医療コンサルタントを見つけだして依頼することはかなり難しいのです。

私も開院時、ある医療コンサルタントに話を聞いてみました。

ところが、その人がはじきだした1日あたりの見込み患者数は、たったの20人。現在、私の院には1日平均200人の患者が押し寄せていますから、彼の分析はまったくの的外れだったのです。

医療コンサルタントの多くは、東京などの大都市圏で仕事をしています。そのため、開院予定地域や競合医療機関の実情などをよく分かっていません。

そこで、診察圏内人口や開院予定地の人通りなどを機械的に分析し、小手先のマーケティングをするケースがほとんどなのです。評判のいい医療機関はコンビニエンスストトアなどとは異なり、かなり離れた地域からも患者が集まりますが、「医療コンサルタント」と名乗っていても、そうした業界特性すら読み切れていない人は珍しくありません。

能力が低いのに高い料金だけを徴収する悪徳コンサルタントに依頼してしまったら、クリニックの経営はすぐに傾きます。

そこで、仮に専門家に経営への助言を依頼するとしても、彼らの善し悪しを見分ける目が医師には必要です。そして目利きになりたいのなら、やはり、ある程度の経営力が求められます。

経営力とは「トレンドを読む力」

ところで、経営力とはなんでしょうか。人によって答えはさまざまだと思います。事業プランを立てる構想力を挙げる人もいるでしょうし、部下を育成する力や、あるいは市場を分析する力を挙げる人もいると思います。

これらの能力も、経営力の重要な一部だと思います。しかし私は、経営力のなかで一番大切なのは「トレンドを読む力」だと感じています。

私は常に、どの病気の患者が自分の院で増減しているか、あるいは、どの地域の患者が増減しているかなどの指標をチェックしています。

そうすることで、私の院が患者からどのように評価されているか推し量ることができるからです。

例えば、このところ、「舌下アレルゲン免疫療法」を望む患者が増えています。これはスギ花粉症やダニアレルゲンなどに悩む患者に有効な治療法で、通常は耳鼻科で受けるケースが多いものです。

ところが私の院の診察圏では、ほかの耳鼻科などを差し置いて、私の院が8～9割のシェアを獲得しています。これは、舌下アレルゲン免疫療法がトレンドになっていることをいち早くキャッチし、私の院の看板として大々的に売りだした結果でした。

私はすずきこどもクリニックのほかに、サービス付き高齢者住宅「グランドール紀の風」の経営を行う株式会社やさしさも経営しています。これも、トレンドを読んでの動きです。

私の院のある和歌山県新宮市では、他地域と同様に少子化が進んでいます。1980年における新宮市の年少人口（0～14歳人口）は9188人でしたが、2015年には3507人と6割以上も減っています。

つまり、小児科クリニックとしての対象患者数は先細っているわけです。

一方、1980年の老年人口（65歳以上）は5363人だったのに対し、2015年には1万3377人とほぼ倍増しています。高齢者相手のビジネスに進出すれば、事業の柱が増えて経営が安定するというのが読みでした。2016年に創業した株式会社やさしさの事業はすでに軌道に乗り、私の予測が正しかったことを証明しています。

ネットでの評判は集患にどの程度影響するか

現在の医療界では、オンライン化・デジタル化への波が起きています。これにうまく対応できれば、収入を伸ばすことができます。

昨今、お店を選ぶときにレビューサイトをチェックする消費者が増えています。

例えば、ある地域でイタリアンレストランに行きたいときは「食べログ」のランキングをチェックし、星の多い順に店の情報を確認するわけです。

地図サービスの「Ｇｏｏｇｌｅマップ」や店舗予約サービスの「ＥＰＡＲＫ」などには、医療機関に対するレビューや口コミ情報が掲載されています。

こうした評価は現在のところ、クリニックの集患にさほど影響していません。それより友人・知人などからのリアルな口コミ情報のほうが、集患数への影響力は圧倒的に強いといえます。


ただし、ネット上の悪評をそのままにしておくのは良くありません。特に若い世代の人は、新たなクリニックを探すときにネット検索するケースが増えています。

そのため、レビューサイトの評価があまりに低いと、「このクリニック、大丈夫か？」と感じて来院を避けてしまうのです。

一方、こうしたレビューサイトには、極端な悪評が書き込まれることが珍しくありません。満足のいく診察を受けても、多くの患者は当たり前のことだととらえ、わざわざ書き込もうとはしません。ですが、医師やスタッフのちょっとした一言や、診療待ちの時間の長さなどに不満を覚え、怒りを原動力に悪評を書き込む人は意外と多いものです。

もちろん、公序良俗に反していない限り、他人が書いた悪評を削除することはできません。そこでクリニック側にできるのは、新たな書き込みを追加し、悪評を目立たなくすることです。この種のレビューサイトでは、古い書き込みより新しい書き込みのほうが、短い書き込みより長い書き込みのほうが上位に表示されやすいため、自院に関する良い評価を、長文で書き込みましょう。

そして、根拠のない誹謗中傷を書き込まれた場合は、Ｇｏｏｇｌｅなどの運営会社に申し出ましょう。私も1度だけＧｏｏｇｌｅに、他者の書き込みの削除を求めたことがあります。そのときは、翌日には削除されて事なきを得ました。

なお、私の院の場合は、ネガティブな評価が1に対し、ポジティブな評価が5くらいの割合でついています。患者の利便性を高め、診療後に安心してもらえるようなやり方を普段から心掛けていたら、悪評を怖がる必要はありません。

今後、オンライン診療システムがさらに普及すると、「オンライン診療システムポータルサイト」の重要性が増していきます。多くの患者がポータルサイトにアクセスし、そこから自分に合った医療機関を選ぶようになるのです。

オンライン集患とリアルな集患との違い

ウェブマーケティング会社幻冬舎ウェブマが行った医療機関に関する意識調査によれば、患者が医療機関を選ぶときに最も重視しているのは自宅・職場からの距離で、次いでアクセスの良さでした。

ただし、オンライン診療の場合は多少事情が変わってくるはずです。

もちろん、オンライン診療を受けたあとは外来でも診察を受ける可能性が高いため、自宅・職場からの距離やアクセスの善し悪しは大事になるのですが、それ以上に、医師やクリニックの評判が重視されるのではないかと私は予測しています。「この医師は信頼できそうだ」「このクリニックなら病気を治してもらえそうだ」と多くの人に感じてもらえるほど、患者数は増えるわけです。

そこで重要になるのが「セルフブランディング」です。

セルフブランディングとはその名のとおり、自分自身（＝self）のブランド化（＝Branding）です。自らを「ほかの医師・クリニックとは異なる、特別な価値をもった存在」として位置づけ、それを患者になり得る人々に伝えることを指します。特定の分野で自らが培ってきた知識や経験、自院の特徴やポリシーなどを分かりやすく伝えることで、ほかの医師・医療機関ではなく、自分自身を選んでもらうことが大切です。そのためには、いくつかのメディアを利用しなければなりません。

まず取りかかるべきはネットメディアです。最低限開設すべきなのがホームページですが、ホームページを訪れるのはクリニック名で検索した人に限られるため、その影響力は限られています。

そこで、医療機関の検索サイトや医療ポータルサイトにお金を支払って登録する手は有力です。

医療機関にとって、ポータルサイトに登録するメリットはいくつもあります。ほとんどのポータルサイトはＧｏｏｇｌｅに有料広告を出していますし、ポータルサイト自身が積極的にＳＥＯ対策（Search Engine Optimizationの略。検索エンジンの上位に表示されるようにさまざまな最適化対策を施すこと）を行っているため、患者がネット検索する際に上位に表示されやすいのです。

そして、ポータルサイトに有料登録しておけばサイト上での露出が増えるため、結果的に、患者からの検索に引っかかりやすくなります。

競合の少ない地方クリニックの場合、「診療科名×地域」という検索キーワードを入力すれば、検索上位に自院が表示される可能性は高いでしょう。私の院も、「小児科×

患者が医療機関を選ぶときに重視するもの

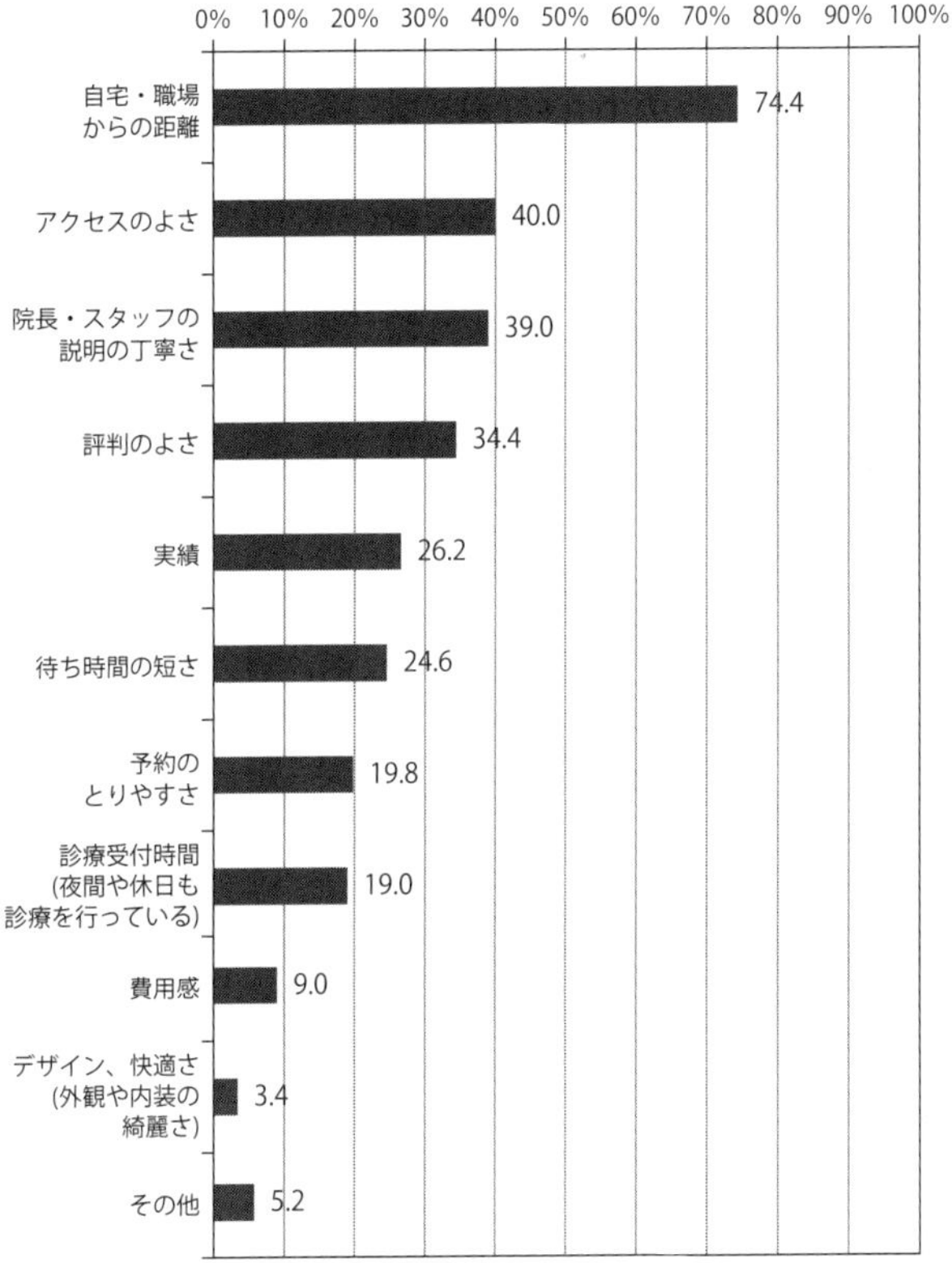

出典：幻冬舎ウェブマ「医療機関に関する意識調査」

新宮市」で検索すると一番上に表示されます。

一方、競争の激しい都市部のクリニックは、検索上位に表示するためのハードルがかなり高いものです。そこで、多くの人の目に触れやすいポータルサイトは、都市部のクリニックほど大きな恩恵をもたらします。

オンライン診療で「顔の見えない医師」を選ぶ患者はいない

コロナ禍によって、ＵｂｅｒＥａｔｓや出前館といったフードデリバリーサービスが脚光を浴びました。飲食店のサイトを見てオンライン注文するという消費行動は、２０２０年以降、急速に広まっています。

飲食店の料理をオンライン注文する場合、消費者は店の様子をそこまで細かくチェックはしません。料理がおいしそうか、料金は高過ぎないかなどの情報があれば、それで十分なのです。届いた料理が期待どおりの水準に達していなかったとしても、「まあ仕方がないか」と諦め、次から注文しなければ、それで済みます。

一方、オンライン診療の場合はそうはいきません。医師は患者にとって健康や命を預ける存在ですから、いい加減な人には診てもらいたくないと思うのが当然なのです。そこで多くの患者は、「顔の見える医師」を選びます。

そのため、これからの医師、クリニックに重要になるのが、ネットでの発信力です。自院のホームページを開設するのは当然ですし、ユーチューブチャンネル、フェイスブックやツイッターなどのSNSで情報発信することも欠かせません。

そうして、多くの人に「この先生なら安心だ」「このクリニックで診察してもらいたい」と思ってもらえれば、来院数を伸ばすことが期待できます。特に、私の院のような小児科では、インターネットを使いこなしている若い母親世代がターゲットなので、ユーチューブやSNSでの情報発信が特に大事です。

SNSやユーチューブで自分のキャラクターを開示せよ

「顔の見える医師」になるための第一歩は、ユーチューブチャンネルの開設です。
ユーチューブの優れているところは、映像をツイッター、インスタグラム、フェイスブック、ブログなどに貼り付け、手軽に紹介できることです。

また、ユーチューブ用映像で話した内容をまとめ、あとで文章化する際の「ネタ元」にすることも可能です。

加えて、しっかりした台本を作らずに済む点もユーチューブの良いところです。ブログや雑誌などに掲載する文章を自分で書く場合、筋道を立て、理路整然とした書き方をしなければ意味が通じづらくなります。

一方、ユーチューブなら途中で話が脱線したりしても、それほどあらは目立ちません。つまり、ブログなどに比べ、ユーチューブはコンテンツを量産しやすいのです。まずは自らの専門分野について、患者の役に立つ情報を数多く発信することを心掛けましょう。

私は、自らのユーチューブチャンネル「小児科医　Mama's Doctor／鈴木幹啓」を開設してから5カ月間で、80本以上の動画をアップロードしました。

私は小児科医ですから、動画テーマも子育てに悩む親にとって気になるものを厳選し

ユーチューブの撮影風景

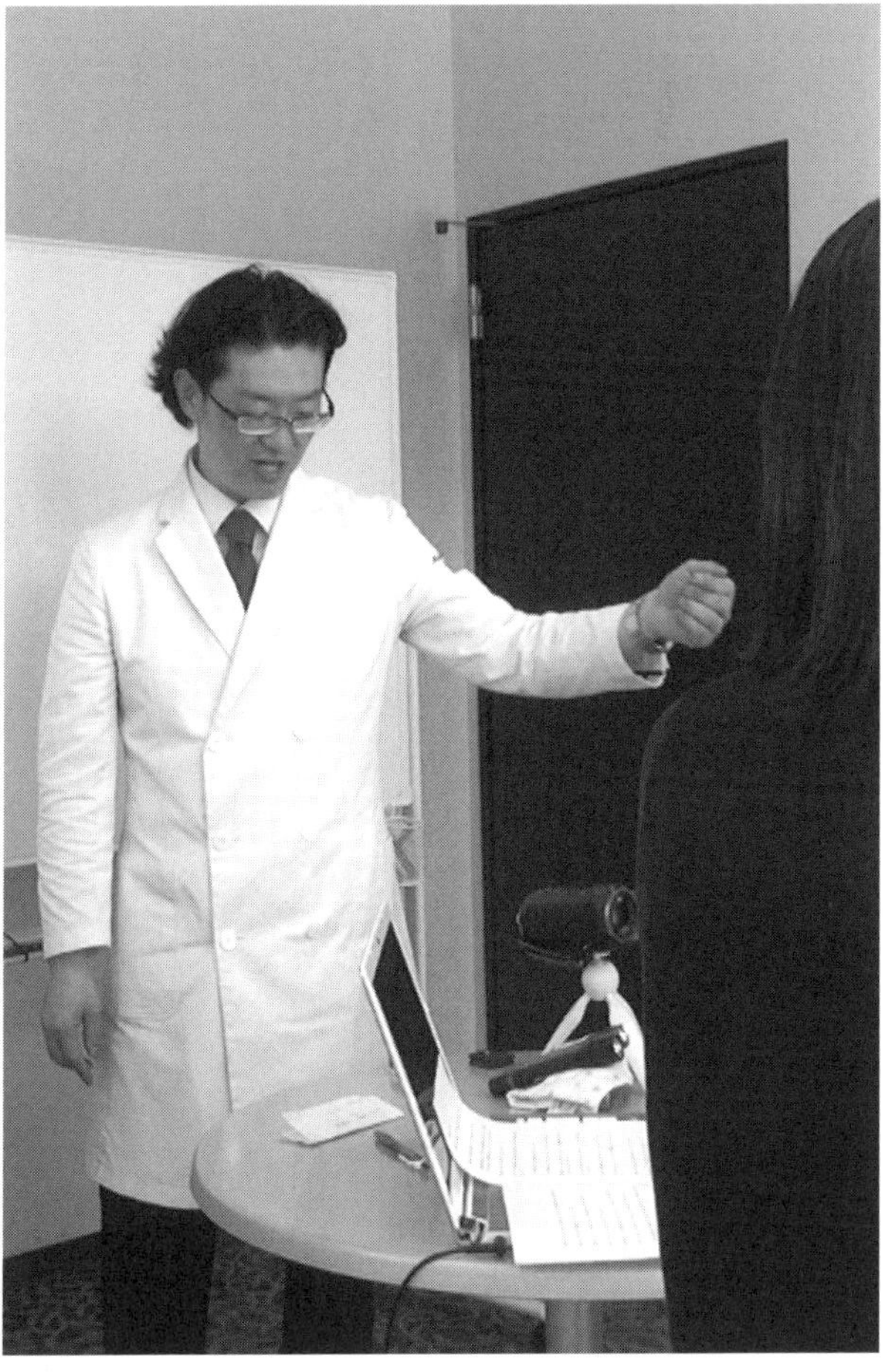

ています。再生数の上位は、「うちの子、ADHD？　発達障害？」「子供のゼーゼー／家で出来る対処法」「アトピー性皮膚炎　保湿剤の使い分け法」など。外来や私のオンラインサロンでもたくさん質問が寄せられるテーマが並んでいます。ほかの診療科でも、患者の悩み事を解決できるような動画を作れば、バズる可能性が高いのです。

逆に、ユーチューブで再生回数の多いテーマは、多くの患者にとって悩みの種なので、そこからブログやセミナーのネタを見つけることもできます。

ユーチューブに動画をアップしたら、SNSでフォロワーに通知します。

このときに留意すべきなのが、「コールトゥアクション」を忘れずに入れることです。

コールトゥアクション（行動喚起）とは、訪問者を具体的な行動に誘導することを指します。

例えばフェイスブックの投稿の最後に、「この投稿に共感した人は『いいね！』をお願いします。もし、友人にこうしたお悩みをもっている方がいたら、シェアしてくださ

私のユーチューブのチャンネル一覧

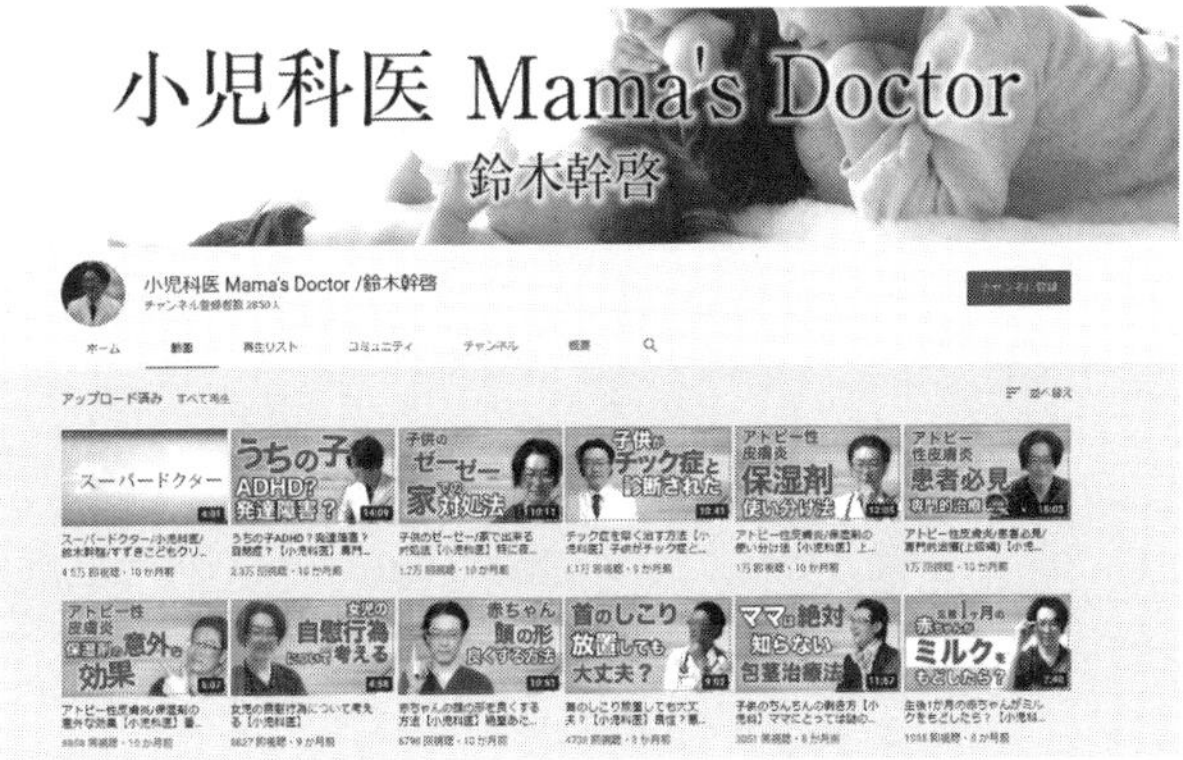

い」と明記し、行動を促すわけです。

また、SNSで最も大切にすべきなのはシェア数です。閲覧者が投稿をシェアすると、その人の友達にも同じ投稿が表示されやすくなり、結果的に読者を増やせるからです。

SNSごとに注意すべき点は異なる

ユーチューブに動画をアップしても、そのままでは情報は患者のもとに届きません。そこで、SNSを使って更新情報を拡散し、ユーチューブへと誘引することが必要になります。

ところで、一口に「SNS」といっても、特徴はかなり異なります。そこで、SNSごとの注意点を簡単にまとめておきましょう。

○フェイスブック

写真と文章の両方を、大きな制限を受けずに投稿できます。初級者にとって最も取り組みやすいSNSです。SNSで何をしたらいいのか分からない初心者は、まずフェイスブックに挑戦してネットに慣れることをお勧めします。

ただし、若い世代はフェイスブックをそれほど使わないため、中高年向けの情報発信メディアとして使うのがいいでしょう。

なお、投稿する際には文章だけではなく、イメージ写真などで構いませんから画像も付けましょう。そのほうが無機質にならず、読んでもらいやすくなるからです。

○ツイッター

1投稿の最大文字数が140文字しかなく、限られた情報しか載せられません。伝えられることを絞り込んで投稿しなければならないため、初級者にとっては、使いこなしのコツをつかむまで時間がかかるのが普通です。

たくさんの情報量は入れられないので、ユーチューブなどほかのネット媒体にリンクを貼り、そこに飛ばす用途で使うべきでしょう。

○インスタグラム

写真がメインのSNSなので、見栄えのいい、いわゆる「映《ば》える」写真を載せるようにします。比較的若い世代のユーザーが多いため、若い母親がメインターゲットとなる小児科などでは、ぜひ使いこなしたいSNSです。

インスタグラムに長い文章は不向きです。

例えば私は、もともとフェイスブックなどに掲載した文章をインスタグラムに転載することがありますが、このときは元の文章を3つくらいに分けて投稿します。そのほうが読みやすいし、情報も拡散しやすいのです。

フェイスブックで情報発信力を高めるためには、「友達」を増やす努力が欠かせません。そのために有効なのが、さまざまなフェイスブックグループに入会し、そこから友達の輪を広げるやり方です。

例えば私の場合は、「子育て」「保育」といったテーマのグループにたくさん入りました。

そして、グループのメンバーに役立つ情報を書き込んである程度の信頼を獲得し、そのあとで、グループのメンバーに友達申請をしたのです。

フェイスブックでは、見ず知らずの人から友達申請を受け取っても拒否する人が大半です。同じフェイスブックグループに属している人でも、グループ上で何度もコミュニケーションを重ねて信頼されなければ、なかなか友達になってもらえません。ところが、医師という肩書きがあれば信頼度はそれだけで高まり、友達申請は高確率で承認されます。私の場合も、８割以上の人に友達申請を受け入れられています。

なお、フェイスブックなどに文章を書く場合は、このような流れで構成を行うと、より多くの人に納得してもらえます。

（1）問いかけ（問題提起）
（2）自分も一緒（共感）
（3）でも変われた（転機）
（4）こうした（結論）
（5）なぜなら（理由）
（6）あなたも変われる（共感）
（7）ぜひ〜してみてください（行動促進）

ここで重要なのが、（2）と（6）の2ステップで読者への共感を示すことです。よく、「SNSは共感のメディア」といわれます。単に有益な情報を提供しても、「あの先生はなんとなく偉そうだから嫌いだ」「理屈は分かるけれど、気持ちでは納得できない」

などと受け取られると、決してファンにはなってもらえません。病気などで悩んでいる患者に対し、「この先生は、私のつらい気持ちを分かってくれる！」と思わせることが大切なのです。

ＳＮＳは学術論文とは違います。筋が通っていることは必要ですが、それより、読み手の気持ちをつかむことを重視してください。

私はこうした知識を、セールスライティング（商品やサービスを購入してもらうための文章を書くスキル）から学びました。

また、マーケティングの勉強も常にしていますし、３世代が楽しめる高齢者介護施設を作ってその周辺にフードコートなどを整備した際には、飲食業界についても学びました。

経営力を高めたいなら、マーケティングなどの知識も積極的に学ぶべきです。

もちろん、その道の専門家になる必要はありません。医師にとって最も優先すべきなのは、医療の知識や技術を磨くことです。

ただ、余った時間を使ってマーケティングなどの知識を広げていけば、経営には確実にプラスとなります。私は普段、夜9時くらいに眠ります。そして深夜の1～2時には目を覚まし、勉強をするようにしています。

フェイスブックグループで「濃いファン」をつくる

フェイスブックで友達がある程度増えたら、自分自身のプライベートグループ（管理者に認められたメンバーだけが閲覧・投稿できるフェイスブックグループのこと）を開設しましょう。

そしてフェイスブックの友達のなかから、グループに親和性のありそうな人を招待します。

私の場合、2021年4月時点で約4950人、フェイスブックの友達がいました。このうち、約1000人をピックアップし、私が設立した「子供の健康・育児・子育てコミュニティー／Mama's Doctor」というグループに招待しました。

選定基準の1つ目は「アイコン」でした。1000人全員の書き込みをいちいちチェックしていたら、大変な時間がかかってしまいます。

そこで、フェイスブックのアイコン写真に小さな子どもが入っている人を選び、グループに招待したのです。

グループ招待者の2つ目の選定基準は「住所」でした。このコミュニティーは、将来的に私の「ファンクラブ」のような濃い集団に育てる予定です。このグループ自体は無料で参加できますが、もっと学びたいメンバーのために有料セミナーを開くなどして収益化を図ります。

ですから、このグループに私の院の患者が入ってきてはまずいのです。患者に1回十数万円もする有料セミナーを売ってしまったら、彼らの信頼を一気に失ってしまいます。

また、患者になり得る人々にフェイスブックグループで役立つ情報を与えてしまったら、健康相談などの保険診療収益に悪影響が出てしまいます。

もともと私は、自院から半径１００キロメートル圏内に住んでいる人たちに、こちらから友達申請をすることはありません。このエリアの人々は、潜在的な患者層だからです。

ですから、私のフェイスブック友達にはもともと、自院近くの人は少ないのです。

さらに、グループに招待する時点で住所を使ってフィルタリングを行うため、グループ内に自院近くの住人はほとんど混じっていません。

このフェイスブックグループでは、メンバーの悩みに対してとにかく誠実に答える必要があります。彼らから寄せられる質問に対し親身になって答えることで、信頼を勝ち取ることが大切です。

また、質問がフェイスブックのメッセンジャーで届くこともありますが、こちらにも私は答えます。返答のため、毎日15分程度くらいは費やしています。コミュニティーのメンバーが増えると、それにつれて看護師や助産師をはじめとする医療関係者も増えます。

すると、グループメンバーの質問に対し、私以外の専門家が答えてくれるケースが多くなり、グループの管理はぐっと楽になります。

そうやって軌道に乗るまでは、ある程度の時間と手間をかけ、メンバーへの対応を行いましょう。そうしてファンを増やすことが、将来の診療外収入につながります。

SNSで伝える際、どこに注意するか

私はフェイスブックのアカウントを、「患者向けアカウント」と「ファンコミュニティー向けアカウント」の2つに分けています。患者と、セミナーなどの商品を買ってくれる可能性のある顧客とでは発信すべき内容がまったく異なるからです。

どちらのアカウントでも、私生活の話をすべきではありません。医師が自己ブランディングを目指す場合に最も大切なのは「権威付け」ですから、普段の暮らしを見せて患者に親しみやすさを感じさせても、百害あって一利なしなのです。愚痴などをこぼすなどはもってのほかです。

自己ブランディングにプラスになることであれば、多少は自分のことを書いても構いません。

例えば私は小児科医ですから、自分自身が育児で悩んだ経験などについては語ることもあります。

しかし、趣味の話や、誰かと飲みに行った話などはいっさいSNSで触れることはしません。

ユーチューブの撮影を行う際に、映像や内容に凝りすぎる必要はありません。

最初にユーチューブの映像を撮影したときは、照明があまりにも暗過ぎて、まるでお化け屋敷で撮影しているような雰囲気になってしまいました。

そこですぐに照明を改善して、今では明るい雰囲気の映像が撮れています。

ただ、あまりにクオリティーの高い映像を求めても意味がありません。映像の質は高くてもコンテンツが少数だけしかないユーチューブチャンネルより、映像の質は普通レベルですが、悩んでいる人の役に立つコンテンツをたくさん生み出すチャンネルのほうがずっと有意義だからです。

ちなみに私の院では休業日を使い、4時間で20本ほどのペースでユーチューブ動画を撮影しています。動画には時間の長いものも短いものもありますが、平均の長さは10分程度です。話したいテーマのときは調子が出て長時間話したくなることも多々ありますが、あまりに長くなると視聴者からは敬遠されます。そこで、あまりに長くなった動画は、複数に分割してアップロードしています。

また、凝り性な人は自分自身で編集に手をだしたりするかもしれませんが、これもやめましょう。映像制作の仕事はスタッフなどに任せ、医師の貴重な時間はほかの仕事に振り分けるべきです。

動画作りの前に綿密な台本を用意する必要もありません。頭のなかに浮かんだことをそのまま伝えれば十分です。その際にお勧めしたいのが、自院の患者に協力してもらい、その人を前にして話をするスタイルです。

私は実際に悩みをもっている患者に座ってもらい、その人に向けて説明する様子を動画として撮影しています。そうすれば感情がこもっていい話ができますし、医師にとっては慣れたやり方ですから、スムーズに話せるものです。

自己ブランディングのためメディアでの露出を図ろう

SNSでの情報発信はとても大切ですが、それだけでは不十分です。積極的にメディアに露出し、自身の知名度を高めてブランディングを図りましょう。

メディアのなかで最も効果が高いのは、なんといってもテレビです。テレビ番組に出演し、その映像を自院のホームページに掲載したり、フェイスブックやツイッターなどのSNSで発信したりすれば、それを見た人は「あの先生はテレビに出たことがあるのか。この分野では権威のある人なのだな」と見なしてくれます。

「日本の名医100選」「信頼の主治医」「頼れるドクター」などのタイトルがついた医

療専門誌・ムックに掲載されることも、テレビ出演とほぼ同等の効力を発揮します。また、医療専門誌よりは効果が落ちますが、一般の週刊誌や月刊誌、ネット上の記事などでも大丈夫です。

テレビ番組や専門誌・雑誌記事で紹介されても、近隣の患者の目に触れる可能性はあまり高くはないでしょう。

しかし、それでまったく問題ありません。権威のありそうな媒体に登場した実績を自院のホームページやＳＮＳで情報発信し、患者に信頼感を抱かせることができれば、それで成功です。

ですから、例えばテレビ番組に出演する場合は、自院がある地方のテレビ局でなくても問題ありません。要は、その映像を自院のホームページなどで紹介できればいいのです。

なお、テレビ番組の映像などをいつも無制限に使っていいわけではありません。テレビの場合は著作権などの関係で、期間限定で映像が使えるケースや、映像はいっさい転載できないケースもあります。

番組制作会社に売り込みを行ってテレビ出演に成功

「テレビや医療専門誌、雑誌などに露出して知名度を高めよう」と言われても、どうやっていいのか戸惑ってしまう人も多いでしょう。私自身も数年前までは、どうすればメディアを活用できるのかまったく知りませんでした。

そこである日私は、テレビ番組の企画を立て、番組制作会社に映像化してもらうことを考えつきました。

もちろん、つながりのある番組制作会社など皆無でした。

そのため、インターネットを使って番組制作会社を探し、良い企画があるからぜひ会ってほしいとアポイントを取ったのです。番組を作るために必要だった料金は、約200万円。

そして、番組を放送するために和歌山県・三重県のローカルテレビ局の放送枠を買い取るための料金が、約100万円かかりました。

さらに番組の告知を行うため、全部で40万円ほど支払って和歌山県と三重県の地方紙に広告を出したのです。


テレビ出演の効果は絶大でした。テレビ番組に出演したことで、私は「テレビに出ている先生」と認知されました。

その結果、以前とは比較にならないほどの権威付けがなされたのです。そして、毎月の患者数は10%ほど増えました。

「なんだ、たったの1割だけか」と侮ってはいけません。クリニックの経営では、患者数が損益分岐点を超えると、増加分がそのまま利益として得られます。

例えば、1日に160人だった患者数が1日180人に増えると、20人分の売上がすべて利益になるわけです。仮に私の院の損益分岐点を1日100人とすれば、それまで60人分の利益しか得られていなかったのが、テレビ出演を機に80人分に増加したことになります。1割の患者増が、33%もの利益増をもたらした計算です。

初めてのテレビ出演を機に、私はメディアの威力を認識しました。それで番組企画をもう1本立て、TBSやMBSなどのキー局とつながりのある大手番組制作会社に売り込みました。このときはテレビの番組枠を買う必要はありませんでした。その代わりにテレビ局が食いつきそうな番組内容にし、こちらがお金を出さずとも放送したくなるような内容にしたのです。

テレビ局は、視聴率を稼げるコンテンツを常に求めています。そこに、「地域医療」や「高齢者の介護」といったタイムリーな話題を扱っている番組を作って持ち込めば、必ず放送してくれるだろうと私は考えました。

そして、その戦略は当たったのです。

このときの売り込み先は最初のケースとは違い、知り合いのルートをたどりました。友人の友人が大手番組制作会社のプロデューサーと知り合いで、そこからアプローチすることで放送が決定したのです。

一般のビジネスパーソンや起業家にとって、人脈は宝物です。多くの人と知り合い、普段から信頼関係を築けていれば、何か困ったときに助けを求めることができるからです。医師も例外ではありません。地方自治体の職員や地域の介護系企業、地元有力企業の経営者などとのつながりは、クリニックの経営を安定させ、伸ばそうとするうえで大きな役割を果たします。

そこで私は、医師以外との人間関係を積極的に広げることをお勧めします。なにも、肩肘を張る必要はありません。その地域で力をもっている人やキーパーソンを会食の席やバーベキューなどに招いて、自然に親しくなればいいのです。私の地元は田舎で海や川が近くにあるため、いろいろな人をジェットスキーや川遊びに誘うことが多いです。

医療系ブランディング会社の使い方

医師自らがテレビ番組の企画を立てて番組制作会社に映像化を頼んだり、テレビ局との交渉をしたりするのは骨が折れます。多忙な医師にとって、そんな手間をかける余裕はなかなかないはずです。

そこで利用したいのが「ブランディング会社」です。これは、ブランディングを図りたい企業や個人をメディアとつなげる役割を果たす企業で、お金を払えば、テレビ出演や雑誌媒体への掲載などを可能にしてくれます。ブランディング会社を上手に使いこなすと、医師は自己ブランディングを効率よく進めることができます。

私がブランディング会社を初めて知ったのは、2度目のテレビ出演を果たした直後くらいの時期でした。ある企業から電話で、「○○という媒体に『ペイドパブ』（記事風につくられた広告のこと）の枠があるが、参画しないか」と売り込まれたのです。当時の私は、メディアに出ることで自己ブランディングが実現できることを実感し始めた頃でした。

一方、自分自身でメディアへの売り込みを図るのは、あまりに面倒だとも感じていたのです。

そこで、紙媒体に出ることでも知名度を高められるのではないかと期待し、料金を支払って記事に登場することを決めました。

当初、私はブランディング会社に対し、高額な料金に見合うだけの効果が得られるだろうかと懐疑的でした。

ただ、実際に使ってみなければ効果は確認できません。そこで、約２００万円の料金を支払って雑誌媒体への掲載を依頼したところ、十分な効果を得られたのです。

紙媒体に出たことは、思わぬ副産物も生みました。各ブランディング会社は常に顧客を探しているのですが、この媒体に掲載されたことで、私は「ブランディングに力を入れている医師」として、ほかのブランディング会社の顧客リストに入りました。

そして、さまざまなブランディング会社からメディア露出の提案が届くようになったのです。私は期せずして、複数のブランディング会社とつながりをもつことに成功しました。

ブランディング会社には、それぞれ特徴があります。テレビ関係に強い企業やネット関係に強い企業、そして自前で雑誌・ムックなどの媒体をもち、そちらへのタイアップ記事を提案してくる企業など千差万別です。

また、記事などを企画し取材先を探しているメディアやライターなどと、医師・クリニックをマッチングするブランディング会社もあります。

そこで、ブランディングを行いたい媒体に応じてブランディング会社を選びましょう。付き合うブランディング会社を1つに絞る必要などありません。ブランディング会社は、税理士などのように契約料を支払って顧問になってもらうのではなく、案件ごとに料金を支払うシステムだからです。いくつかの企業と定期的に連絡を取っておき、媒体の特質やタイミングと自分自身のブランディングの方向性があったとき、その都度、適切なところに依頼をすればいいのです。

メディアに投資するという発想をもとう

メディアに積極投資して自己ブランディングを図ることは、これからの医師には欠かせません。私が「日本一忙しい小児科医」になれたのも、メディアを通じた知名度アップ、信頼度アップに成功したからです。

製薬メーカーなどから謝礼をもらって講演をしたことのある医師はたくさんいます。そのため、「メディアとはお金を受け取って露出するもの」という先入観をもっているかもしれません。

しかし、それは大きな間違いです。メディアに登場するためには、お金が必要です。

大学時代の同級生だった医師が、ある日、出版社から書籍出版の案内を受けたそうです。本を出すためにはお金を支払う必要があると書かれているのを見て、その人は「詐欺ではないか?」と思い、すぐに案内を捨ててしまいました。本を出したら、印税や謝礼をもらうのが当然というのが、彼の常識だったのです。

しかし世の中には、お金を払うことで大がかりな宣伝を行い、著者のブランディングを行う企業もあります。

そこで私は彼に、「そういうオファーは乗らなきゃダメだよ。お金を払ってブランディングをしなければ、医師に未来はないのだから」と諭したものです。

メディアへの出費が「投資」である以上、費用対効果は大切にしなければなりません。例えば医学専門誌や雑誌に露出する場合、誌面に「企画広告」「AD」「PR」などのように広告であることを明示するマークが入るのか、必ず確認します。仮にこのようなマークが入る場合、私はその媒体には投資しません。

なぜなら、広告であることが明示されている場合、自己ブランディングの効果はほとんどゼロになってしまうからです。

一方、記事そのものの内容についてはさほど重要ではありません。ほとんどの患者は、医学専門誌などの記事の中身まで目を通したりしないからです。大切なのは、掲載される媒体に権威・知名度があることです。

また、記事のページ数については少なくて構いません。2分の1ページ以下のあまりに小さい記事だと見栄えが悪くて宣伝効果が薄れてしまいますが、1ページあれば十分です。

例えば、ある有名媒体の掲載料金が1ページで100万円、別の無名媒体の掲載料金が2ページで100万円だった場合は、迷うことなく有名媒体のほうを選びましょう。仮に予算的な余裕があれば、有名媒体の2ページ枠に200万円を払えばいいのです。

著書を出して自己ブランディングを図ることも可能です。

ただし、目的はあくまで知名度向上や自らの権威付けにあることを忘れないようにしましょう。仮に10冊、あるいは20冊の本を作っても、かかるお金と手間に見合った効果は得られません。3冊程度の著書があれば、自己ブランディングのためには十分です。

［第6章］

セカンドオピニオン、健康相談、メディアへの露出――オンライン診療の成功は診療外収益をもたらす

診療外収入の比率を高めることが収入増のカギ

厚生労働省の「第22回医療経済実態調査（医療機関等調査）」によると、入院診療を行っていない個人クリニックにおける収益のうち、86・4％が保険診療から得られたものでした。

一方、保険診療以外の診療から得られる「その他の診療収益」は8・6％、学校医・産業医・当番医の手当、健康診断、各種検診、文書料等の収益などから得られる「その他の医業収益」は4・2％に過ぎません。今のところ、多くのクリニックは保険診療に頼った経営を行っています。

こうしたやり方を続けているクリニックの将来は、暗いといわざるを得ません。前述のとおり日本の財政は悪化の一途をたどっているため、診療報酬はさらに減らされる公算が高いからです。

また、人口減少が進むなかで患者数の増加は期待できませんし、日本では1年に4000人のペースで医師が増えているため、医師同士、医療機関同士の競争も激化していきます。

時代はどんどん変化しています。いつまでも従来と同様に保険診療に頼っていては、先細りの公算が大です。

そこで、オンライン診療が軌道に乗ったら、次のステップに進まなければなりません。

その「次のステップ」とは、診療外収入を増やすことです。

すずきこどもクリニックの総収入は3・4億円で、そのうち私の収入は1・4億円です。

これに対し、現時点での診療外収入は約3000万円、全収入の2割強を占めます。

今の私にとって診療外収入は、オンラインサロンからの収入、オンラインセミナーからの収入、そしてセミナー動画のオンライン販売の3本立てです。

診療外収入3本柱のそれぞれを太くする

私のオンラインサロンは、チャットツールの「Slack」を使っています。Slack

はいろいろな「チャンネル」を自由に作成できる点が長所。私は「教育」「赤ちゃん」「乳児」「幼児」「小学生」「中学生以上」「アトピー性皮膚炎」といったチャンネルを用意しており、参加者は自分が関心のあるチャンネルに書き込むことで、私や、同じ悩みをもつ人々とコミュニケーションが図れます。

オンラインサロンの月額料金は９７００円です。２０２１年３月時点の参加メンバー数は１８０人あまりなので、１カ月で１８０人強×９７００円≒１８０万円弱、つまり１年に２１００万円強の収入をオンラインサロンから得ています。

参加メンバーのほとんどは、健康問題に関心をもつ一般人です。彼らにとっては、小児科医である私に対して質問を投げかけ、健康や育児に関する疑問を解消したり、医療機関との付き合い方などについて助言を受けられたりする点がメリットです。

また、メンバーのなかには看護師や助産師も含まれています。彼らの目的は、小児科や育児に関する専門知識を得ることです。

小児科医 Mama's Doctor の Slack 画面

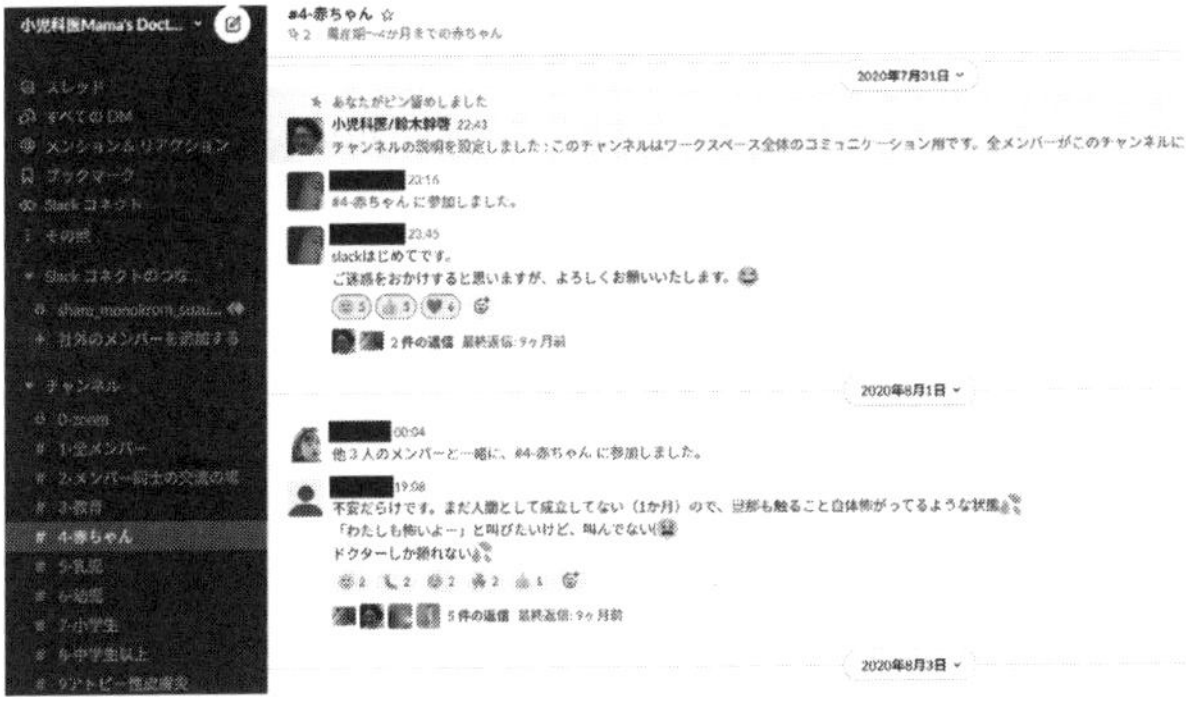

例えば、助産師は出産や、出産直後の赤ちゃんについては知識豊富ですが、育児や、出産からある程度経過した子どものことはさほど詳しいわけではありません。

そこで私のオンラインサロンに加わり、知識を得ようとしているわけです。

なお、看護師や助産師は私に質問をするだけでなく、ほかの人からの質問に答えることもあります。彼らが専門家として議論に加わることで、オンラインサロンのコミュニティーは活性化しています。

月９７００円という月額料金は、「この程度の金額なら出してくれる人が相当数いるだろう」という予測と、私の時給水準からはじき出しました。

私は、自らの医師としての時給を7万円だと考えています。

一方、私がオンラインサロンに費やせる時間は、休診日の場合は1時間程度、診療日は10分あまり。つまり、1カ月トータルでは6~7時間くらいです。

もし、オンラインサロンのメンバーが50人程度集まって月50万円弱の売上が得られるようになれば、時給7万円のラインを超えると考え、この月額料金額に決めました。現在では予想以上のメンバー数が集まり、大きな収益をもたらしています。


一方、オンラインセミナーは、LIVEセミナーの配信URLを有料受講者に伝えるというやり方で行います。前述したフェイスブックグループ「子供の健康・育児・子育てコミュニティー/Mama's Doctor」で告知すると、テーマにもよりますが、平均で4~5人が受講してくれます。一人あたりの参加費用は10万円ですから、毎回の収益は40~50万円。私は月1回のペースでオンラインセミナーを開いていますので、年に500~600万円程度の売上を得られます。企画者は私で仲介業者などは通しませんし、オンラインセミナーなので会場費などもかかりません。そのため、得られた売上は、ほとんどそのまま私の収入となります。

なお、セミナーのテーマはアトピー性皮膚炎や気管支喘息など、私が専門としているアレルギー分野であることがほとんどです。

オンラインセミナーの動画をあとで見たいと希望する人には、2万円でセミナー動画を販売しています。こちらの料金は2万円で、1回あたり10~20人に利用してもらいますので、月の収入は20~40万円程度、年間で300万円程度が得られています。セミナーでは受講者が納得いくまで質疑応答に応えますし、セミナー修了後のフォローも行うため料金は高めですが、こちらは映像の閲覧だけなのでこの価格設定にしています。

私以外の医師にとっても、オンラインサロン・オンラインセミナー・セミナー動画販売の3つが診療外収入の柱になります。仮にコロナ禍で診療時間が短くなるなどして時間的な余裕ができたら、それを診療外収入へと振り分けるのです。

そして、3本柱のそれぞれを太くすることで、受診控えや診療報酬のマイナス改定といった逆境をはねのけ、収益を伸ばすことができます。

診療外収益を獲得するフローとは

知名度がなくファンもついていない医師に、診療外収入を得ることはできません。そこで診療外収入を得るには、まず自己ブランディングを行ってファンを獲得する必要があるのですが、このときに参考になるのが「ファネル」という考え方です。

ファネル（funnel）とは漏斗という意味で、消費者が商品やサービスを買うまでの流れを図式化したものです。例えば「AIDMA（アイドマ）」と呼ばれるモデルの場合、消費者は「商品・サービスを認知する（Attention）」→「興味をもつ（Interest）」→「欲求を抱く（Desire）」→「記憶する（Memory）」→「購入行動を起こす（Action）」という流れで購入に至るとされています。

ほかにも、「認知」→「興味」→「検索」→「行動」→「共有」という流れのAISAS型や、「共感」→「確認」→「参加」→「共有・拡散」という流れのSIPS型という行

消費者が商品やサービスを買うまでの流れ「AIDMA」

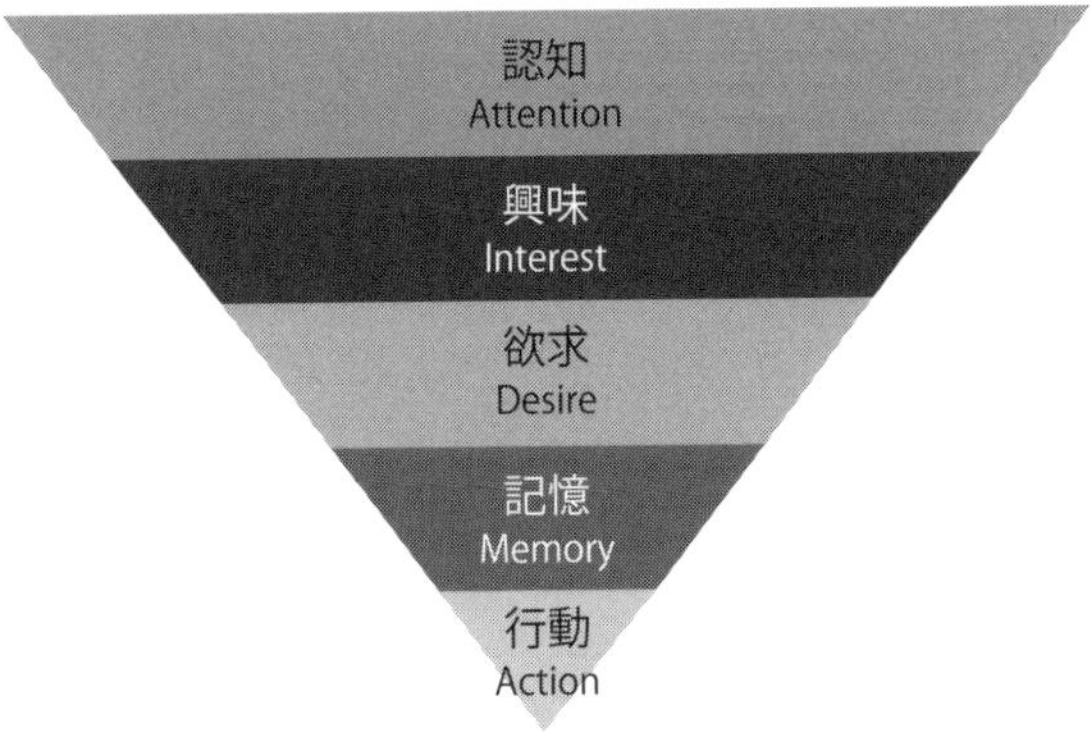

当院資料より作成

動モデルもあります。

この考え方を診療外収入の獲得に応用すると、次のようになります。

(1) 認知

小児科医としての私の存在を知っているが、強い興味はもっていない人。私のSNSをフォローしているが、熱心には読んでいない。この段階の人が、人数的には最も多い。

(2) 興味

私に興味をもち、SNSをフォローしてそれなりに読んでいる。フェイスブックループにも入っているかもしれない。ただし、グループ内で私に対して投稿をしたりするなど、積極的にコミュニケーションを図るほどではない。

(3) 欲求

私の話を聞きたいと思っている人。フェイスブックグループで積極的に発言するなど、私とのコミュニケーションにも積極的。

(4) 記憶

私の話す内容に強い興味をもち、貴重な話が聞けるなら多少のお金を支払ってもいいと考えている人。私のオンラインサロンに加入し、月額料金を支払っているファン。

(5) 行動

私のオンラインセミナーに参加したり、セミナーの動画を購入したりしている人。私に対して絶大な信頼を抱いている。

ファネルの段階が進んでいくほど、人数は減っていきます。

例えば、(1)の段階の人が1万人いるとすると、(2)は5000人、(3)は1000

人、（4）は200人、（5）は50人など、まるで漏斗のようにすぼまっていきます。逆にいえば、（1）の段階の人を増やしていけば、それに伴って（5）の段階の人も増えていくものです。

（1）の段階を増やすには、前述の自己ブランディングが有効です。テレビ番組に出演するなどして知名度を高め、自らの権威を強めていけば、自分自身に興味をもつ人を増やせます。

そしてフェイスブックグループやオンラインサロンなどで人々に役立つ情報を提供して信頼を獲得することで、ファネルの段階を進めていくのです。

オンラインサロンで育児相談や、医師への交渉法についてアドバイス

厚生労働省は、遠隔地の患者に対するオンライン診療を禁じています。

そのため、オンラインサロンでは「アドバイス」のみを行い、診療をしてはいけません。なお、診療とアドバイスの分かれ目は、診断と処方の有無だと私は考えています。

オンラインサロンでは、相談者の主治医を動かす方法についても助言します。医師は基本的にプライドが高いので、一般の患者から付け焼き刃の知識をひけらかされると、つい反発して言い負かしたくなるものです。すると、患者側の希望はなかなか通りません。

そこで私は、主治医を患者の希望どおりに動かすものの言い方をアドバイスして相談者の希望を叶えるわけです。

例えば、アトピー性皮膚炎治療のため大学病院に通っていた患者から、ステロイド外用剤の効き目が弱くて悩んでいるという相談を受けたことがあります。原因はいくつか考えられましたが、その一つは、ステロイド剤の量が少な過ぎることでした。全身の広い範囲にステロイド剤を塗ろうとした場合、1カ月で15本程度は必要でした。

ところがその患者は、月に数本のステロイド剤しか処方されていませんでした。これでは寛解は望めないと、私は判断しました。

そこでその相談者は担当医師に対し、ステロイド剤の量を増やすよう要望しなくてはならなかったのですが、普通の言い方では医師からやり込められてしまうのが関の山でした。

そこで私は、医師に対してこう話してみてはと伝えたのです。

「大学病院では担当医が頻繁に代わるものですが、新たな担当医は治療法を変更することを面倒がり、前任者の方針を引き継ぐケースがほとんどです。そこで、担当医が代わったタイミングでこう申し出てください。

『前の先生は、この薬で症状が改善されないなら、もう1ランク強い薬を倍の量に増やしてみようか、とおっしゃっていました』

こう話せば、もう少し強い薬を、今より多く出してくれるはずです」

この相談者は私のアドバイスどおり担当医に伝え、期待どおりの結果を得ました。

さらに2週間後、担当医が別の医師に代わったタイミングでも同じように伝え、処方されるステロイド剤の量を、以前の4倍に増やすことができたのです。

このように、相談者の悩みを上手に解決していくことが、信頼関係を築くための最短の道です。そうすれば、医師は「熱狂的ファン」を増やすことができます。

すると、オンラインサロンやセミナーから得られる収益は増え、クリニックの経営にも大いに寄与します。「オンライン診療への進出で売上減少をストップ→テレビ番組や紙媒体などで露出して自己ブランディング→フェイスブックなどを使い無料で有益な情報を提供→ファンを増やし、オンラインサロンやオンラインセミナーに集客→安定した収益を確保」という流れは、今後の医師にとって重要なビジネスモデルです。

SNSでの情報発信術を身につける

医師のなかには、医学的に正しいことを単刀直入に言ってしまうタイプの人もいます。しかし、SNSで一般の人を相手にするとき、こういう態度では強い反発を受けてしまいます。ひとまず「あなたの言うこと、分かりますよ」「私も昔、同じような経験をしました」など必ず共感を示してから言いたいことを伝えるようにすると、コミュニケーションが円滑になります。

ただし、こうしたＳＮＳの「作法」を身につけるには、ある程度の経験が必要です。インターネットに慣れていない人にとっては、少しハードルが高いかもしれません。そこで役立つのは、「ＳＮＳマーケティング」などと銘打たれたセミナーを受講することです。

また、私が提供しているオンライン診療ポータルサイト＋マッチングアプリの「イシャチョク」のようなサービスを利用するのもいいでしょう。

「イシャチョク」は単なるオンライン診療のポータルサイトではありません。掲載費を支払えば、ＳＮＳの発信方法や自己ブランディング方法を学ぶこともできるのです。また、ほかの医師から相談を受ければ、私自身がＳＮＳを積極活用している医師の一人として、参考になる話をさせていただこうと思います。

知名度と信頼度アップでセカンドオピニオンの機会増

このところ、「セカンドオピニオン」を求められるケースが増えてきました。このとき私は、アドバイスをするだけにとどめ、診断は下さないことにしています。

オンライン診療の場合、厚生労働省の規定により、遠隔地の患者を診ることはできません。

しかし、アドバイスをするだけのセカンドオピニオンなら、診療ではないので距離の制約は受けないのです。知名度が高まれば、全国から相談を寄せられる可能性はあります。

ただし、信頼していない医師からセカンドオピニオンを得ようとする患者はいません。そして、信頼を得る方法はおおざっぱにいって2つあります。

1つは、メディア露出などによって自らの権威を高めること。そしてもう1つが、フェイスブックグループやオンラインサロンで交流して信頼関係を築くことです。ここでも、自己ブランディングとファンづくりの取り組みが重要になります。

また、これはまだ構想中の段階ですが、いずれはオンラインサロンに「上級会員」の制度を取り入れるかもしれません。月額費用は10万円程度で、ターゲットは富裕層。Ｓｌａｃｋではなくオンライン会議サービスのＺｏｏｍを使い、映像でできるだけ素早く私からの返答が受け取れる仕組みを考えています。

セカンドオピニオンやオンラインサロンのように、今後も医師にとって「新たな稼ぎ方」が登場するかもしれません。時代はものすごいスピードで移り変わっています。他業界の経営者と同様に、医師も時代のトレンドをしっかりとつかみ、対応していくことが求められます。

ニーズがないところにお金は落ちません。患者や相談者が求めていることを探し、そこに向かって進むことこそが、医師の使命なのです。

ビジネス視点をもつ「次世代型スーパードクター」を目指そう

昔から、「スーパードクター」と呼ばれる医師は存在していました。今後もスーパードクターと呼ばれる医師は存在し続けるでしょう。
しかし、次世代のスーパードクターは、従来のそれとはかなり毛色が違っているかもしれません。最大の差は、インターネットの使い方です。

次世代型スーパードクターは、インターネットや各種メディアを使って自己ブランディングを行い、積極的に知名度を高めます。

同時に、診療圏の患者だけでなく、全国に散らばる相談者の相談に乗り、彼らの悩みを解消するのです。これが実現できれば、多くの人の役に立てるでしょう。そして、医師の側も大きな対価を受け取れるはずです。

そうした医師になるためには、経営力や、人々のニーズを見分ける目が必要になります。いわば、優秀なビジネスパーソンが兼ね備えているような力が求められるわけです。
しかし、医学の世界でのみ生きてきた人にとって、ビジネス力を伸ばすことは一朝一夕には難しいはずです。

そこで医師に勧めたいのが、異業種の人と交流することです。なかでも起業家との交流は、医師のビジネス感覚を磨いてくれるでしょう。私は普段から、不動産業、飲食業、建設業、旅行業など、幅広い分野の起業家と会っています。

また、タクシーに乗ったときには、運転手の方にも積極的に話し掛けるようにしています。多くの医師は医師としか付き合いませんが、医療業界とはまったく異なる分野の人と付き合うと、刺激を受け成長につながるのです。

患者ニーズを徹底して考え抜くことも、ぜひ心掛けていただきたいです。医師のなかには「患者の病気を治し、健康に戻すことが患者ニーズ」と考えている人がいるかもしれませんが、問題はそれほど単純ではありません。患者のなかには、短時間で診療を済ませたい、生活の質を下げないままで治療をしたい、医療や自分の体に関する知識を身につけたいなどのニーズが潜んでいます。

そして、そのなかでも最も大きいのが、心のなかにある不安や心配事を解消してほしいという要望です。

オンラインサロンは、そういった課題の解決に大いに役立ちます。患者を治療するだけでなく、相談に乗って彼らの不安を解消することも、医師にとっては重要な役割なのではないでしょうか。

かくいう私も、若い頃は患者ニーズを意識していませんでした。

転機になったのは、まだ20代の勤務医だった頃、検診を受けるため大病院に入院したときです。そこでの患者に対する態度のひどさは、私にとって衝撃でした。こんな医療を提供していてはいけない。患者のことを第一に考えるべきだと痛感したのです。

医師はいわゆる「コンビニ受診」を嫌がります。たいした症状でもないのに、夜間や休日に診療を求めるのはけしからんというわけです。

しかし、これこそが患者ニーズではないかと私は考えました。仕事をもっている患者は、平日の昼に受診することができません。また、医師から見ればたいしたことのない症状であっても、医療知識に欠ける一般の人からすれば、不安でたまらないことだってあるのです。コンビニ受診をする側にも、きちんとした理由があるのです。

そこで私は自院を開業するときに、コンビニ受診ができるクリニックを作ろうと考えました。ですから土日も診療を行いますし、夜も19時まで受付をするようにしています。

さらに、年末やお盆にも開院しているのです。これらも、私の「患者ニーズを優先したい」という考え方の一環です。

医師はオンライン診療やオンラインサロンなどを積極的に使うことで、患者の肉声を聞くチャンスが増えます。その結果、患者ニーズに寄り添えるようになれば、これも収益アップに結びつくのです。

おわりに

私が「1日に最大350人以上の患者を診る」と話すと、医療関係者は例外なく目を丸くします。一人の医師が、そんなに多くの患者を診察できるはずがないというのです。

しかし私は、シールを使った看護師などとのコミュニケーション術や、診察の段取りから徹底的にムダを排除するなどの工夫を凝らして診療効率を極限まで向上させました。その結果、「日本一忙しい医師」と呼ばれるほどになったのです。

私は日本中のクリニックが、もっと業務効率化に熱心に取り組むべきだと考えています。診療からムダを省ければ、その分、看護師や事務スタッフの残業時間や患者の待ち時間を短くできるでしょう。

そしてクリニックの経営も上向いて、まさに三方よしの結果をもたらすのです。メーカーなどものづくりの世界では業務効率を上げるため、皆が必死で努力をしていますが、医師も同じような意識をもつべきではないでしょうか。

そして、もし業務効率が高まれば、診療報酬の安さが敬遠され皆が参入したがらないオンライン診療でもきちんと利益を出すことができます。

医師の多くが業務効率化や業務改善に熱心でなかったのは、以前からのやり方に対してそれほど疑問を感じていなかったからかもしれません。

しかし、時代は大きく動いています。十数年前には珍しかったスマートフォンは、今や完全なる生活必需品となりました。それにより、古いサービスがいくつも消え、反対に、新しいサービスが日々生まれています。

時代が変われば、社会のあり方も変わります。医師も社会の一員である以上、飲食業や宿泊業などと同様に、社会の変化に応じて仕事の進め方を変えなければなりません。

まずはオンライン診療に乗りだして、コロナ禍で落ち込みつつある収益をV字回復させる。続いて、自己ブランディングやオンラインサロンの運営などを手掛け、診療外収入を得る。

そうやって新たな時代に対応できる医師だけが生き残れるというのが、私の見立てです。

変化への対応力は、若い医師のほうがやはり高いものです。しかし60代までの方なら、やる気さえあれば、オンライン診療システムやＳＮＳを十分に使いこなせるはずです。私は60代の起業家を数多く知っていますが、そのなかには、コロナ禍でリアル店舗が苦境に陥るなか、強い好奇心で新時代のサービスを使いこなしてＥＣ（電子商取引）などに進出している人がたくさんいます。医師にも、そうした動きは十分に可能なはずです。

この本をきっかけにオンライン診療に乗りだし、時流にうまく乗って経営を改善できる医師が一人でも増えれば、私にとってこれ以上の幸せはありません。私も、そうした医師の皆さんと一緒に歩んでいきたいと願っています。

鈴木幹啓（すずき みきひろ）

すずきこどもクリニック院長
株式会社オンラインドクター.com代表取締役

1975年（昭和50年）10月2日生まれ。三重県伊勢市出身。日本小児科学会認定小児科専門医。

「臨床経験9年でのスピード開業」と呼ばれ、2010年5月、最年少クラスである34歳（前期研修2年間を含む臨床経験9年）で現在のクリニックを開業。設立当初からデジタル戦略やPR戦略をフルに活用し、医療圏は驚異の60km範囲をカバー。和歌山県新宮市（人口約2万7000人）の地方都市にもかかわらず、日本一忙しい小児科医と称されるにいたる。

また、自身でオンライン診療を行いつつ、オンライン診療実施医療機関と患者をマッチングさせるポータルサイトであるアプリ「イシャチョク」を運営している。

本書についての
ご意見・ご感想はコチラ

開業医を救うオンライン診療

二〇二一年七月二日 第一刷発行

著 者 鈴木幹啓
発行人 久保田貴幸
発行元 株式会社 幻冬舎メディアコンサルティング
〒一五一-〇〇五一 東京都渋谷区千駄ヶ谷四-九-七
電話 〇三-五四一一-六四四〇（編集）
発売元 株式会社 幻冬舎
〒一五一-〇〇五一 東京都渋谷区千駄ヶ谷四-九-七
電話 〇三-五四一一-六二二二（営業）
印刷・製本 シナノ書籍印刷株式会社
装 丁 関 理沙子

検印廃止

Printed in Japan ISBN 978-4-344-93265-4 C0034
幻冬舎メディアコンサルティングHP http://www.gentosha-mc.com/